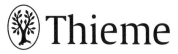

Klinisches Management der Leberzirrhose und ihrer Komplikationen

Herausgegeben von
Marcus Schuchmann

Unter Mitarbeit von

Beate Appenrodt
Bertram Bengsch
Matthias Dollinger
Christian Frenzel
Annette Grambihler
Veit Gülberg
Claus Hellerbrand
Joachim Labenz
Frank Lammert
Christian Strassburg
Robert Thimme
Marcus-Alexander Wörns

45 Abbildungen

Georg Thieme Verlag
Stuttgart · New York

*Bibliografische Information
der Deutschen Nationalbibliothek*

Die Deutsche Nationalbibliothek verzeichnet diese Publikation in der Deutschen Nationalbibliografie; detaillierte bibliografische Daten sind im Internet über http://dnb.d-nb.de abrufbar.

Die Drucklegung dieser Publikation wurde unterstützt durch die Firma Norgine GmbH, Marburg.

Wichtiger Hinweis: Wie jede Wissenschaft ist die Medizin ständigen Entwicklungen unterworfen. Forschung und klinische Erfahrung erweitern unsere Erkenntnisse, insbesondere was Behandlung und medikamentöse Therapie anbelangt. Soweit in diesem Werk eine Dosierung oder eine Applikation erwähnt wird, darf der Leser zwar darauf vertrauen, dass Autoren, Herausgeber und Verlag große Sorgfalt darauf verwandt haben, dass diese Angabe **dem Wissensstand bei Fertigstellung des Werkes** entspricht.

Für Angaben über Dosierungsanweisungen und Applikationsformen kann vom Verlag jedoch keine Gewähr übernommen werden. **Jeder Benutzer ist angehalten,** durch sorgfältige Prüfung der Beipackzettel der verwendeten Präparate und gegebenenfalls nach Konsultation eines Spezialisten festzustellen, ob die dort gegebene Empfehlung für Dosierungen oder die Beachtung von Kontraindikationen gegenüber der Angabe in diesem Buch abweicht. Eine solche Prüfung ist besonders wichtig bei selten verwendeten Präparaten oder solchen, die neu auf den Markt gebracht worden sind. **Jede Dosierung oder Applikation erfolgt auf eigene Gefahr des Benutzers.** Autoren und Verlag appellieren an jeden Benutzer, ihm etwa auffallende Ungenauigkeiten dem Verlag mitzuteilen.

© 2014 Georg Thieme Verlag KG
Rüdigerstraße 14
70469 Stuttgart
Deutschland
Telefon: +49/(0)711/8931-0
Unsere Homepage: www.thieme.de

Printed in Germany

Umschlaggestaltung: Thieme Verlagsgruppe
Grafiken: Ziegler + Müller, Kirchentellinsfurt
Satz: Ziegler + Müller, Kirchentellinsfurt
  gesetzt mit 3B2/APP, V.9
Druck und Buchbinder:
  AZ Druck und Datentechnik GmbH, Kempten

ISBN 978-3-13-173951-3   1 2 3 4 5 6

Geschützte Warennamen (Marken) werden **nicht** besonders kenntlich gemacht. Aus dem Fehlen eines solchen Hinweises kann also nicht geschlossen werden, dass es sich um einen freien Warennamen handelt.

Das Werk, einschließlich aller seiner Teile, ist urheberrechtlich geschützt. Jede Verwertung außerhalb der engen Grenzen des Urheberrechtsgesetzes ist ohne Zustimmung des Verlages unzulässig und strafbar. Das gilt insbesondere für Vervielfältigungen, Übersetzungen, Mikroverfilmungen und die Einspeicherung und Verarbeitung in elektronischen Systemen.

Vorwort

Leberzirrhose – für den Patienten eine bedrückende Diagnose, für den behandelnden Arzt eine Aufgabe und Herausforderung, für den Wissenschaftler immer noch voller Rätsel. Meist tritt sie als Endstadium einer chronischen Lebererkrankung auf und ist dabei das Ergebnis einer recht einförmigen Reaktion des Organs auf eine anhaltende Schädigung. Wenngleich Patienten im Frühstadium einer Leberzirrhose, Child A, immer noch eine 5-Jahres-Überlebensrate von über 90 % haben, sinkt diese jedoch deutlich sobald es zu einer der bekannten Komplikationen gekommen ist.

Die Leberzirrhose ist deshalb zu Recht – klinisch wie wissenschaftlich – der zentrale Bezugspunkt in der Hepatologie. Nähert man sich der Leber wissenschaftlich, stehen Fragen zur molekularen Steuerung der Fibrosierung und Fibrolyse sowie Möglichkeiten, diese therapeutisch zu modulieren, im Vordergrund. Klinisch bedeutsam und im Vordergrund der Behandlung muss daher immer die primäre Bekämpfung der Ursache der chronischen Lebererkrankung stehen, die zur Zirrhose geführt hat. Zugegebenermaßen ist das nicht immer möglich bzw. nicht mehr realistisch. Wenn immer möglich, sollte auch eine Zirrhoseprävention erfolgen, wozu eindeutig und eindrucksvoll die Hepatitis-B-Impfung sowie die antivirale Langzeittherapie einer chronischen Hepatitis B gehören. Die Beherrschung und Prävention eingetretener Komplikationen der Zirrhose treten jedoch mit zunehmendem Krankheitsverlauf in den Vordergrund des Krankheitsmanagements.

Das vorliegende Buch fokussiert in ausgezeichneter Weise, praxisnah und gut leserlich, auf die klinischen Herausforderungen, die die Betreuung von Patienten mit Leberzirrhose für den behandelnden Arzt bedeuten. Gut gegliedert werden Grundsätze der Begleitung von Patienten mit stabiler Zirrhose dargestellt – einschließlich der Optionen, auch in diesem Stadium eine Grunderkrankung noch zu behandeln. Detailliert werden des Weiteren die Komplikationen einer dekompensierten Zirrhose und ihr Management erörtert. Dabei nimmt die hepatische Enzephalopathie aus aktuellem Anlass auf Grund neuer therapeutischer Entwicklungen einen besonderen Raum ein.

Übersichtlich gestaltet, gut strukturiert und mit anschaulichen Grafiken eignet sich das Buch zum Selbststudium ebenso wie als Nachschlagewerk.

Hannover, im Frühjahr 2014

Univ.-Prof. Dr. med. Michael P. Manns

Anschriften

Herausgeber

Schuchmann, Marcus, Prof. Dr.
Klinikum Konstanz
Zentrum für Innere Medizin
Luisenstraße 7
78464 Konstanz
Marcus.Schuchmann@klinikum-konstanz.de

Mitarbeiter

Appenrodt, Beate, Dr.
Universitätsklinikum des Saarlandes
Klinik für Innere Medizin II
Kirrberger Straße 100
66421 Homburg
Beate.Appenrodt@uks.eu

Bengsch, Bertram, Dr.
Universitätsklinikum Freiburg
Hugstetter Str. 49
79106 Freiburg
Bertram.Bengsch@uniklinik-freiburg.de

Dollinger, Mattias, PD Dr.
Universitätsklinikum Ulm
Innere Medizin I
Albert-Einstein-Allee 23
89081 Ulm
Matthias.Dollinger@uniklinik-ulm.de

Frenzel, Christian, Dr.
Universitätsklinikum Hamburg-Eppendorf
Medizinische Klinik und Poliklinik
Martinistraße 52
20246 Hamburg
C.Frenzel@gmx.de

Grambihler, Annette, Dr.
I. Medizinische Klinik und Poliklinik
Universitätsmedizin der Johannes-Gutenberg-Universität
Langenbeckstr. 1
55101 Mainz
Annette.Grambihler@unimedizin-mainz.de

Gülberg, Veit, PD Dr.
Klinikum der Universität München
Medizinische Klinik und Poliklinik IV
Ziemssenstraße 1
80336 München
Veit.Guelberg@med.uni-muenchen.de

Hellerbrand, Claus, Prof. Dr.
Universitätsklinikum Regensburg
Klinik und Poliklinik für Innere Medizin I
Franz-Josef-Strauss-Allee 11
93053 Regensburg
Claus.Hellerbrand@klinik.uni-regensburg.de

Labenz, Joachim, Prof. Dr.
Diakonie Klinikum GmbH
Jung-Stilling-Krankenhaus, Abt. Innere Medizin
Wichernstraße 40
57074 Siegen
Joachim.Labenz@diakonie-sw.de

Lammert, Frank, Prof. Dr.
Universitätsklinikum des Saarlandes
Klinik für Innere Medizin II
Kirrberger Straße 100
66421 Homburg
frank.lammert@uks.eu

Strassburg, Christian, Prof. Dr.
Klinik und Poliklinik I
Sigmund-Freud-Str. 25
53127 Bonn
Christian.Strassburg@ukb.uni-bonn.de

Thimme, Robert, Prof. Dr.
Universitätsklinikum Freiburg, Leberzentrum
Hugstetter Straße 49
79106 Freiburg
Robert.Thimme@uniklinik-freiburg.de

Wörns, Marcus-Alexander, PD Dr.
I. Medizinische Klinik und Poliklinik, Universitätsmedizin der Johannes-Gutenberg-Universität
Langenbeckstraße 1
55101 Mainz
woerns@uni-mainz.de

Inhaltsverzeichnis

1 Leberzirrhose – eine Einführung 1
  M. Schuchmann

Teil I
Die kompensierte Leberzirrhose 5

2 Von der Fibrose zur Leberzirrhose 6
  C. Hellerbrand

3 Diagnostik: Biopsie und
  nicht invasive Verfahren 12
  C. Frenzel

4 Der Patient mit kompensierter
  Leberzirrhose: Überwachung
  und Verlauf 20
  A. Grambihler, M. Schuchmann

5 Behandlung der Grunderkrankung ... 28
  B. Bengsch, R. Thimme

Teil II
Die dekompensierte Leberzirrhose – Komplikationen und Behandlung 35

6 Portaler Hypertonus und
  gastroösophageale Varizen 36
  M. Dollinger

7 Aszites und spontan bakterielle
  Peritonitis 42
  B. Appenrodt, F. Lammert

8 Hepatorenales Syndrom 47
  V. Gülberg

9 Hepatische Enzephalopathie 50
  J. Labenz

10 Hepatozelluläres Karzinom 57
   M. A. Wörns

11 Lebertransplantation – Probleme
   und Eckpunkte der Allokation
   in Deutschland 64
   C. P. Strassburg

Sachverzeichnis 70

1 Leberzirrhose – eine Einführung

Marcus Schuchmann, Konstanz

Das Krankheitsbild der Leberzirrhose wird in den kommenden Jahren an Relevanz in Klinik und Praxis zunehmen: Zwar ist die Inzidenz der Hepatitis-B-assoziierten Leberzirrhose aufgrund der verbesserten Prävention und Therapie rückläufig, zumindest in den kommenden Jahren aber ist noch mit einer Zunahme der Fälle klinisch relevanter Leberzirrhosen zu rechnen. Dies betrifft zum einen Patienten mit einer länger bestehenden HCV-Infektion, liegt aber auch an Alters- und Lebensstilentwicklung der Bevölkerung in den Industrienationen, bei denen ein Anstieg der nicht alkoholischen wie der alkoholtoxischen Steatohepatitis als Grunderkrankung zu verzeichnen ist.

Die Leberzirrhose wird nicht selten erst im symptomatischen, dekompensierten Stadium diagnostiziert, sodass die Behandlung von Komplikationen künftig zunehmend im ärztlichen Fokus stehen wird. Es müssen also Strategien zur Früherkennung und Prävention entwickelt werden, um dem Auftreten von Aszites, Blutungskomplikationen, hepatischer Enzephalopathie, Muskelabbau, und des hepatozellulären Karzinoms frühzeitig entgegenzuwirken.

In der Regel entwickelt sich eine Leberzirrhose über eine Zeit von Jahren oder Jahrzehnten. Es kommt, meistens im Rahmen einer chronischen Entzündungsreaktion, zum Untergang von Leberzellen mit der Folge einer zunehmenden Bindegewebsvermehrung und Ausbildung fibröser Septen und Regeneratknoten. Diese Umbauvorgänge führen schließlich zur Organdestruktion und sind im Spätstadium nur wenig reversibel.

Die Leberzirrhose stellt dabei die Endstrecke verschiedenster Lebererkrankungen unterschiedlicher Ätiologie dar. Das Spektrum reicht von den virusbedingten Hepatitiden über die cholestatischen Lebererkrankungen wie die primär biliäre Zirrhose (PBC) und die primär sklerosierende Cholangitis (PSC) und Erkrankungen wie die Autoimmunhepatitis, den Morbus Wilson, die Hämochromatose sowie die Mukoviszidose bis hin zur alkoholischen wie auch nicht alkoholischen Steatohepatitis (ASH und NASH). Davon unabhängig können auch Chemikalien sowie Medikamente infolge direkter toxischer Effekte eine Leberzirrhose verursachen.

In europäischen Obduktionsstudien wird eine Prävalenz der Leberzirrhose zwischen 5% (Dänemark) und 10% (Italien) angegeben [1,2], wobei das Vorliegen einer Zirrhose in 25 bis 50% der Fälle zuvor nicht bekannt war. Aktuell wird die Zahl der Menschen mit Leberzirrhose in Deutschland auf etwa eine Million geschätzt [3]. Die Prognose der Patienten ist wesentlich vom Krankheitsstadium abhängig, von der Art der Grunderkrankung und auch vom Auftreten und der Art von Komplikationen.

ASH und NASH – maßgebliche Trigger der Leberzirrhose

Die beiden Krankheitsbilder ASH und NASH dürften in der Zukunft entscheidend für den weiteren Häufigkeitsanstieg von Lebererkrankungen verantwortlich sein. Schon jetzt weisen rund 20% der Menschen hierzulande eine Fettleber auf, Tendenz steigend. Die Ursache liegt in der zunehmenden Häufigkeit pathogenetischer Faktoren wie Fehlernährung, Adipositas und Diabetes mellitus, den Ursachen der nicht alkoholischen Steatohepatitis (NASH). Etwa jeder dritte Patient mit nicht alkoholischer Fettlebererkrankung entwickelt Schätzungen zufolge eine Steatohepatitis (NASH), bei 10% der Betroffenen wird die chronische Hepatitis zu einer Leberzirrhose führen, die wiederum in jedem zehnten Fall ein hepatozelluläres Karzinom (HCC) zur Folge hat.

Bislang häufiger noch als eine NASH ist die alkoholtoxische Hepatopathie (ASH) als Grunderkrankung einer Leberzirrhose. Mehr als 8000 Todesfälle gehen jährlich hierzulande auf das Konto der ethyltoxischen Leberzirrhose. Ursächlich ist neben der direkt toxischen Wirkung durch oxidativen Stress auch die durch Alkohol ausgelöste Aktivierung von Kupffer-Zellen und einer damit verbundenen pro-

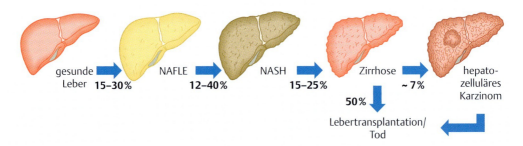

Abb. 1.1 Der Übergang von der einfachen Fettleber zur Fettleberentzündung markiert den entscheidenden Schritt zur Fibroseprogression bis zur Zirrhose und der Entwicklung eines Leberzellkarzinoms.

inflammatorischen Reaktion, welche die Fibrosierung unterstützt.

Komplikationen der Leberzirrhose sind der Grund für die hohe Letalität

Das hohe Mortalitätsrisiko der Leberzirrhose ist maßgeblich durch die Entwicklung von Krankheitskomplikationen bedingt: Diese sind zum einen Folge der sich entwickelnden portalen Hypertension mit Aszites und Ösophagusvarizenbildung sowie des damit verbundenen Verlusts der metabolischen Leistungsfähigkeit der Leber. Außerdem muss die voll ausgebildete Leberzirrhose wegen des hohen Risikos der Ausbildung eines hepatozellulären Karzinoms als Präkanzerose betrachtet werden.

Die portale Hypertension führt nicht selten zur Ausbildung von Ösophagusvarizen, die ihrerseits die gefürchtete Komplikation der Varizenblutungen bedingen. Darüber hinaus ist die portale Hypertension, zusammen mit einer verminderten Albuminsynthese bei eingeschränkter Leberfunktion, verantwortlich für die Entwicklung von Aszites, welcher seinerseits mit weiteren Komplikationen vergesellschaftet sein kann, insbesondere mit einer spontan bakteriellen Peritonitis und mit Nierenversagen im Rahmen des hepatorenalen Syndroms. Nur etwa 75% aller Patienten mit dekompensierter Leberzirrhose überleben ein weiteres Jahr [4–6].

Eine weitere wichtige Komplikation der Leberzirrhose ist die hepatische Enzephalopathie (HE). Sie resultiert einerseits aus der reduzierten Entgiftungsleistung der geschädigten Leber, zum anderen führt die portale Hypertension über Umgehungskreisläufe (Ösophagusvarizen und andere) zu einer verminderten Detoxifizierung des Pfortaderbluts, sodass Ammoniak und weitere Substanzen aus dem Proteinmetabolismus in die systemische Zirkulation gelangen und die Blut-Hirn-Schranke überwinden können. Die hepatische Enzephalopathie manifestiert sich teils mit episodenhaft auftretenden schweren neurologischen Beeinträchtigungen. Bisweilen liegt aber auch schon vor diesen eine dauerhafte, nur durch spezifische neurologische Tests nachweisbare „minimale" hepatische Enzephalopathie (MHE) vor. Ein konsequentes Umsetzen der Früherkennung wie auch der Therapiemöglichkeiten könnte die Gefährdung der Patienten im Alltag durch die MHE nachhaltig mindern, die Lebensqualität der Betroffenen steigern und insgesamt die Entwicklung hin zu einer ausgeprägten hepatischen Enzephalopathie aufhalten.

Eine sehr gravierende Komplikation der Leberzirrhose, die auch bereits vor einem Funktionsverlust der Leber und somit unabhängig vom Vorhandensein anderer Symptome auftreten kann, stellt das hepatozelluläre Karzinom (HCC) dar. Es ist als weitgehend Chemotherapie-resistenter Tumor mit einer hohen Mortalität behaftet und stellt besonders hohe Ansprüche an ein interdisziplinäres Behandlerteam.

Ultima Ratio: die Lebertransplantation

Einen kurativen Therapieansatz gibt es bei der Leberzirrhose nicht. Die Behandlung zielt vielmehr darauf ab, die Grunderkrankung zu kontrollieren und damit den Krankheitsverlauf zu stabilisieren, Symptomkontrolle zu realisieren und damit insge-

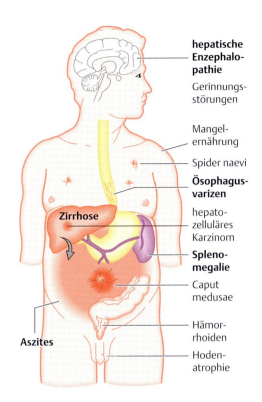

Abb. 1.2 Das hohe Mortalitätsrisiko der Leberzirrhose ist maßgeblich durch die Entwicklung von Krankheitskomplikationen bedingt.

samt eine Verbesserung der Lebensqualität und eine Verlängerung der Überlebenszeit zu erreichen.

Bei lebensbedrohlichen Komplikationen kommt als einzige „kurative" Maßnahme die Lebertransplantation infrage. Ihr Einsatz ist jedoch vor allem durch den anhaltenden Mangel an Spenderorganen limitiert. Zudem sind Komplikationen der Transplantation selbst und Folgeerkrankungen aufgrund der notwendigen Immunsuppression zu bedenken.

Bei der Behandlung der Leberzirrhose geht es daher meist darum, durch eine konsequente Therapie der Grunderkrankung weitere Leberschädigungen abzuwenden und so den Verlauf günstig zu beeinflussen. Durch eine stringente Überwachung der Patienten können sich manifestierende Komplikationen der Leberzirrhose frühzeitig erkannt und behandelt werden, um auf diesem Weg die hohe Morbidität und vor allem die hohe Mortalität der Erkrankung zu reduzieren.

Literatur

1 Graudal N et al. J Intern Med 1991; 230: 165–171
2 Savolainen VT et al. Alcohol Clin Res 1992; 16: 661–664
3 Sauerbruch T et al. Deutsches Ärzteblatt 2013; 110: 126–132
4 D'Amico G et al. J Hepatology 2006; 44: 217–231
5 Jepsen P et al. Hepatology 2008; 48: 214–220
6 Fleming KM et al. Liver Int 2012; 32: 79–84

Teil I:
Die kompensierte Leberzirrhose

2 Von der Fibrose zur Leberzirrhose

Claus Hellerbrand, Regensburg

Lebererkrankungen nehmen weltweit an Häufigkeit zu. Von zentraler Bedeutung ist dabei die nicht alkoholische Steatohepatitis (NASH), die wie auch die alkoholische Steatohepatitis (ASH) sowie Hepatitiden anderer Genese eine Fibrosierung des Lebergewebes nach sich ziehen kann und oftmals durch einen weiteren narbigen Umbau in die Leberzirrhose mündet.

In Deutschland leiden derzeit rund 3,5 Mio. Menschen an einer chronischen Lebererkrankung, Inzidenz und Prävalenz nehmen dabei weiter zu. Chronische Lebererkrankungen, wie die chronische Infektion mit Hepatitis-B- und Hepatitis-C-Viren, oder ein chronischer Alkoholabusus gehen mit Entzündungsreaktionen sowie einer Fibrosierung des Lebergewebes einher.

Von der Steatohepatitis zur Leberfibrose

Von zunehmender Bedeutung ist die meist mit einer Adipositas assoziierte nicht alkoholische Fettlebererkrankung. Nahezu alle Patienten mit Adipositas und/oder Diabetes Typ 2 weisen eine Leberverfettung auf. Bei einem signifikanten Anteil der Patienten kommt es auf dem Boden dieser nicht alkoholischen Fettleber zu einer Schädigung der Hepatozyten und einer Entzündungsreaktion, der sogenannten nicht alkoholischen Steatohepatitis (NASH).

Histologisch und auch hinsichtlich des pathophysiologischen Verlaufs ist die NASH nicht von der alkoholischen Fettlebererkrankung zu unterscheiden und führt wie diese ebenso zu einer fortschreitenden Fibrosierung des Lebergewebes. Aufgrund der hohen Prävalenz und der weiterhin steigenden Zahl der Patienten mit metabolischem Syndrom gilt NASH mittlerweile als häufigste Le-

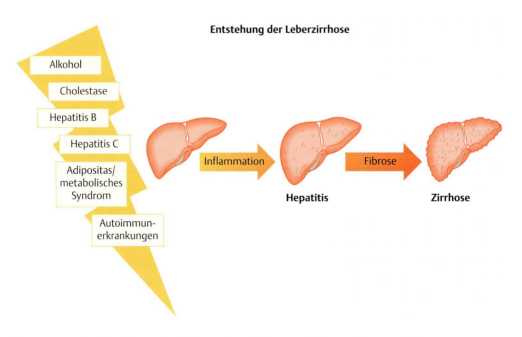

Abb. 2.1 Eine Leberfibrose kann sich auf dem Boden vielfältiger Krankheitsursachen entwickeln.

bererkrankung in Industrienationen. Die nicht alkoholische Fettlebererkrankung und NASH zeigen dabei auch weltweit eine steigende Inzidenz.

Kann die Ursache der Leberschädigung nicht eliminiert werden, schreitet die Fibrosierung fort bis zum kompletten narbigen Umbau der Leber, der Leberzirrhose. Es handelt sich um eine weltweit verbreitete und häufige Erkrankung, deren Prävalenz in der westlichen Welt auf mindestens 1% geschätzt wird. Autopsiestudien deuten in manchen Regionen sogar auf eine Häufigkeit der Leberzirrhose von annähernd 10% hin.

Im Stadium der Leberzirrhose ist die Leberfibrosierung in aller Regel nicht mehr reversibel und mit einer sehr hohen Mortalität behaftet. So versterben in Deutschland pro Jahr rund 20 000 Menschen an einer chronischen Lebererkrankung. Damit stellen diese die vierthäufigste Todesursache dar, in der Gruppe der 30–50-jährigen Männer sind chronische Lebererkrankungen sogar die häufigste Todesursache.

Pathophysiologie und Verlauf

Die Reaktion der Fibrosierung in der Leber ist mit der physiologischen Wundheilung nach Verletzungen vergleichbar. In der Tat handelt es sich um eine Reaktion auf eine hepatische Schädigung, also eine „Verletzung" des Lebergewebes.

Die Mechanismen der Wundheilung und der Fibrosierung ähneln sich in den unterschiedlichen Geweben. Gut zu verfolgen ist der Prozess bei Wundheilungsreaktionen nach einer Verletzung der Haut, bei der es nach dem Wundschluss zu einer organisierten Abheilung mit Restitutio ad integrum kommt (Abb. 2.2a). Auch nach akuter Leberschädigung, wie sie experimentell bei Mäusen

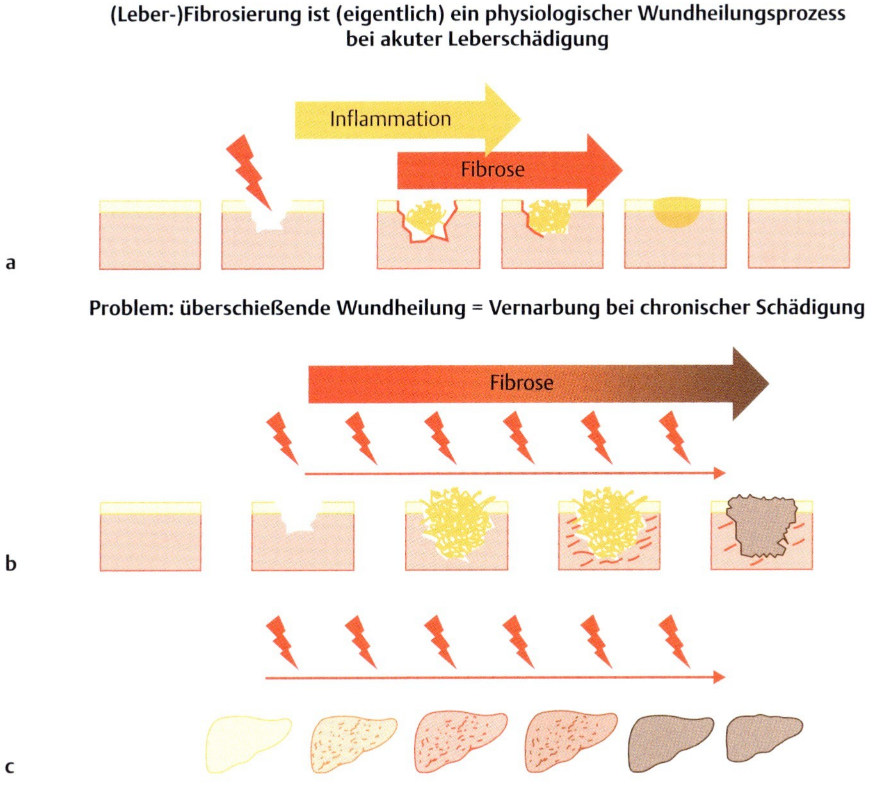

Abb. 2.2 Die Fibrosierung in der Leber entspricht der physiologischen Wundheilung nach Verletzungen.

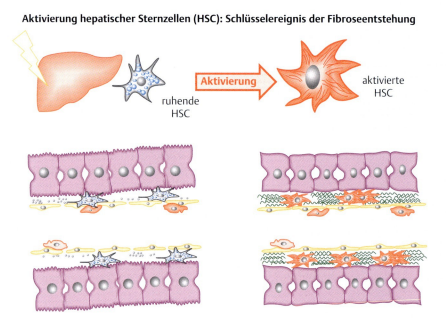

Abb. 2.3 Die Aktivierung von Sternzellen spielt eine zentrale Rolle beim Prozess der Fibrosierung in der Leber.

induziert werden kann, kommt es zu einer reaktiven Fibrosierungsreaktion. Diese wird innerhalb weniger Tage komplett abheilen, wenn das Toxin nur einmalig verabreicht wird. Bei persistierender Schädigung und Entzündungsreaktion des Gewebes resultiert jedoch in der Haut wie auch in der Leber eine überschießende Narbenbildung und schließlich in der Leber ein zirrhotischer Umbau des Gewebes (Abb. 2.2 b, c).

Zumeist dauert es Jahre bis Jahrzehnte bis zur Ausbildung einer Zirrhose. Dabei zeigen sich signifikante Unterschiede in der Dynamik der Fibrosierungsreaktion, die bislang nur in Teilen verstanden sind (Abb. 2.3).

Am besten untersucht sind die Prozesse bei der chronischen HCV-Infektion, wobei jedoch offenbar weniger virus- als wirtsspezifische Faktoren eine Rolle spielen. So zeigen epidemiologische Untersuchungen eine positive Assoziation mit einem höheren Lebensalter zum Zeitpunkt der Infektion, mit dem männlichem Geschlecht, einem hohem Body-Mass-Index (BMI) sowie zusätzlichem Alkoholkonsum [1]. Darüber hinaus scheinen auch genetische Faktoren den Fibroseverlauf bei chronischen Lebererkrankungen zu beeinflussen. Es wird daher künftig darum gehen, Patienten mit besonderem genetischem Risikoprofil zu identifizieren, was im Hinblick auf das Monitoring der Lebererkrankung als auch für die Auswahl möglicher Therapieoptionen bedeutsam sein dürfte.

Charakterisierung des Narbengewebes

Histologisch ist die Leberfibrose durch eine vermehrte Ablagerung und Umverteilung der Extrazellulärmatrix (EZM) charakterisiert. Dabei besteht die EZM der gesunden und der fibrotisch veränderten Leber aus ähnlichen Komponenten wie Strukturproteinen (z. B. Kollagene) und Glykokonjugaten (z. B. Proteoglykanen und Glykosaminoglykanen). Bei der Leberfibrose kommt es jedoch zu einer quantitativ stark veränderten Zusammensetzung der EZM, wobei das Expressionsmuster mit dem Fortschreiten der Fibrosierung variiert. Das Narbengewebe der zirrhotischen Leber schließlich besteht vor allem aus den fibrillenformenden Kollagenen und Matrixglykokonjugaten, wie Proteoglykan, Fibronektin und Hyaluronsäure. Dabei ist die quantitative und qualitative Zusammenset-

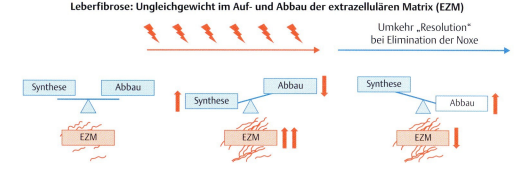

Abb. 2.4 Basis der Fibrosebildung ist ein Ungleichgewicht zwischen Aufbau und Abbau der extrazellulären Matrix (EZM).

zung der EZM bei unterschiedlichen Noxen jedoch sehr ähnlich.

Die EZM lagert sich vor allem in dem subendothelialen Raum zwischen Hepatozyten und den die Sinusoide auskleidenden Endothelzellen ab (Disse-Raum), wobei die veränderte EZM-Komposition des subendothelialen Raumes unter anderem die Funktion der Endothelzellen beeinflusst. Im Verband der Endothelzellen befinden sich physiologische Poren, sogenannte Fenestrae. Die Narbenbildung im Subendothelialraum führt allerdings zur Ausbildung einer Basalmembran und damit zur Defenestrierung der Endothelzellen (Kapillarisierung des Subendothelialraums). Das hat verlängerte Diffusionswege zur Folge und eine zunehmende Behinderung des Austauschs von Nährstoffen und Makromolekülen zwischen Hepatozyten und den Sinusoiden.

Dysregulation von EZM-Deposition und -Abbau

Die Akkumulation der EZM-Komponenten resultiert nicht nur aus deren vermehrter Synthese und Deposition, sondern auch aus einem verminderten Abbau im Extrazellulärraum, ein Prozess, der durch Matrix-Metallo-Proteinasen (MMPs) gesteuert wird. Es sind bislang mehr als 20 MMPs mit unterschiedlichen biochemischen Eigenschaften und unterschiedlicher Verteilung in den verschiedenen Geweben bekannt. Die Aktivität der einzelnen MMPs wird sowohl über ihre Umwandlung von der inaktiven Proform in die aktive katalytische Form als auch über eine Familie spezifischer Inhibitoren, die sogenannten „Tissue Inhibitors of Metalloproteinases" (TIMPs), reguliert.

Nur das physiologisch aufeinander abgestimmte Zusammenspiel des komplexen Netzwerks von Enzymen gewährleistet eine physiologische und ausgeglichene Zusammensetzung der EZM, wobei sich Neusynthese und Abbau die Waage halten. Bei der Leberfibrose ist dieses Gleichgewicht durch vermehrte Synthese und verminderten Abbau zugunsten der Neubildung von EZM verschoben.

Leberfibrose und Leberzirrhose – dynamischer Prozess

Die Entwicklung einer Leberfibrose ist ein dynamischer Prozess mit parallel stattfindender gesteigerter Neusynthese von EZM und einem verlangsamten Abbau von EZM. Lange galt dabei das Dogma, dass die Leberfibrosierung im Stadium der Zirrhose irreversibel sei. Nach zunächst nur vereinzelten, anekdotischen Fallberichten liegen mittlerweile jedoch auch Studien an großen Patientenkollektiven vor, die zeigen, dass es sich bei Leberfibrose und auch der Leberzirrhose um einen reversiblen Prozess handeln kann [2].

Wichtigste Voraussetzung hierfür ist das Beheben der Ursache der Leberschädigung, sei es durch Elimination von Hepatitis-B- oder -C-Viren, immunsuppressive Behandlung bei autoimmuner Hepatitis oder Alkoholkarenz bei alkoholischer Leberschädigung [3,4].

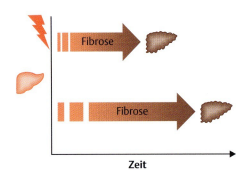

Abb. 2.5 Verlauf der hepatischen Fibrose.

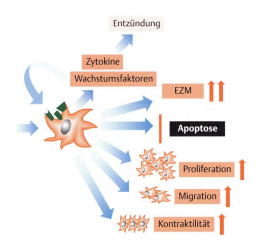

Abb. 2.6 Die Aktivierung der hepatischen Sternzellen ist ein Schlüsselereignis der Entwicklung einer Leberfibrose und praktisch ausschließlich für die gesteigerte EZM-Synthese verantwortlich.

Histologie der Leberzirrhose

Während bei der Leberfibrose die charakteristische Läppchenstruktur des Gewebes noch erhalten bleibt, kommt es bei der Leberzirrhose zu einer Zerstörung der Gewebearchitektur mit fibrotischem Umbau und Regeneratknoten. Die Verteilung der EZM innerhalb des Leberläppchens kann abhängig vom Ort und der Art der Noxe variieren. So geht die periportale Entzündung bei viralen Hepatitiden in der Frühphase mit einer Fibrosierung der Periportalzone einher. Bei der ethyltoxischen Leberschädigung dagegen sind sowohl die frühe Entzündungsreaktion als auch die Fibrosierung im Bereich des Zentralfelds lokalisiert. Mit Fortschreiten der Erkrankung kommt es sowohl bei der perizentralen als auch bei der periportalen Fibrosierung zu einer panlobulären Fibrosierung bis zum kompletten, relativ uniformen zirrhotischen Umbau.

Entwicklungen auf zellulärer Ebene

Anfangs wurde fälschlicherweise angenommen, dass Hepatozyten als Reaktion auf ihre Schädigung ihrerseits die gesteigerte EZM-Expression induzieren. Erst Ende der 1980er-Jahre gelang die fraktionierte Isolierung der verschiedenen parenchymatösen und nicht parenchymatösen Leberzellpopulationen. Durch deren In-vitro-Kultur und -Analyse wurde das Verständnis ihrer Funktion und Interaktionen stark erweitert. So ist inzwischen bekannt, dass die Aktivierung der hepatischen Sternzellen (HSZ, Synonyme: Ito-Zellen, Vitamin-A-Speicherzellen, Perisinusoidalzellen) ein Schlüsselereignis der Entwicklung einer Leberfibrose darstellt und praktisch ausschließlich für die gesteigerte EZM-Synthese verantwortlich ist.

Der pathophysiologische Prozess startet dabei auf zellulärer Ebene mit der Aktivierung hepatischer Sternzellen als Schlüsselereignis der hepatischen Fibrosierung [5].

Ausblick: antifibrotische Therapie

Trotz teils vielversprechender tierexperimenteller Befunde ist eine etablierte Therapieoption der Leberfibrose bisher nicht verfügbar. Ein Grund dürfte darin bestehen, dass die Leberfibrose beim Menschen anders als in Tiermodellen in aller Regel nur langsam über Jahre und Jahrzehnte fortschreitet. Ein weiterer Grund liegt im Fehlen ausreichend sensitiver, nicht invasiver Fibrosemarker. Wichtigstes Therapieprinzip ist daher weiterhin die Elimination der hepatischen Noxe, zum Beispiel durch eine antivirale Therapie bei chronischer HBV oder HCV-Infektion, um die gesteigert ablaufende Fibrogenese zu hemmen oder die resultierenden Veränderungen zurückzubilden.

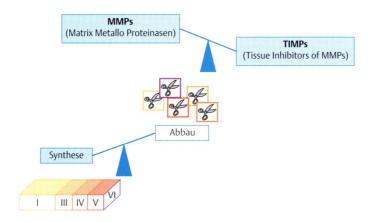

Abb. 2.7 Pathophysiologische Veränderungen infolge der Aktivierung hepatischer Sternzellen.

In den vergangenen Jahren wurden allerdings auch antifibrotisch wirksame Therapiestrategien entwickelt und bereits mit Erfolg in vitro und in Tiermodellen getestet.

Reduktion der hepatischen Entzündungsreaktion

Die hepatische Entzündungsreaktion korreliert mit dem Ausmaß der Leberfibrosierung und unterhält die Aktivierung der HSZ. Mögliche Therapiestrategien zielen deshalb auch auf eine spezifische Inhibierung einzelner proinflammatorischer Zytokine wie den Tumor-Nekrose-Faktor alpha (TNFα) ab, wobei einige Studien mit Antikörpern gegen TNFα bei Patienten mit ASH und NASH eine durchaus erfolgversprechende Wirkung zeigen.

Hemmung der Aktivierung und Proliferation hepatischer Sternzellen

Weitere potenzielle Therapiestrategien haben eine Beeinflussung der Aktivierung der hepatischen Sternzellen zum Ziel. Die Bedeutung von freien Sauerstoffradikalen und oxidativem Stress für die HSZ-Aktivierung ist die Basis für den Einsatz von Antioxidanzien wie Vitamin E. Sowohl in vitro als auch in Tiermodellen zeigte Vitamin E dabei eine deutliche antifibrotische Wirkung. Eine Effektivität bei Patienten mit Lebererkrankungen konnte bislang jedoch nicht belegt werden.

Basierend auf experimentellen Daten, die eine verminderte Expression von Rezeptoren für PPARγ (Peroxysome proliferator activated nuclear receptors) während der Aktivierung von HSZ gezeigt haben, wurden ferner im Tiermodell PPARγ-Liganden mit Erfolg als Fibroseinhibitoren eingesetzt.

Silymarin wird aus Distelextrakt gewonnen und setzt sich im Wesentlichen aus drei Flavonoiden zusammen. Mit etwa 60 % Anteil des Trockenextrakts stellt Silibinin dabei den Hauptanteil dar. Silibinin hemmt in vitro die HSZ-Proliferation und die Kollagenproduktion. Die antifibrotische Wirkung konnte in Tiermodellen bestätigt werden. Silymarin wurde bereits in klinischen Studien eingesetzt, die Ergebnisse hinsichtlich des Überlebens der Patienten sind jedoch nicht einheitlich [6].

Literatur

1 Marcellin P et al. Hepatology 2002; 36: S47–S56
2 Shiratori Y et al. Ann Intern Med 2000; 132: 517–524
3 Dufour JF et al. Dig Dis Sci 1998; 43: 2573–2576
4 Hammel P et al. N Engl J Med 2001; 344: 418–423
5 Hellerbrand C. Pflugers Arch 2013; 465: 775–778
6 Saller R et al. Drugs 2001; 61: 2035–2063

3 Diagnostik: Biopsie und nicht invasive Verfahren

Christian Frenzel, Hamburg

> Bislang gilt im klinischen Alltag die Biopsie mit nachfolgender histologischer Untersuchung als Goldstandard bei der Diagnostik der Leberzirrhose. Das diagnostische Prozedere ist jedoch im Fluss: Nicht invasive Verfahren wie die Elastografie gewinnen zunehmend an Bedeutung, wenn es darum geht, die Verdachtsdiagnose einer Leberzirrhose zu sichern oder auszuschließen und zwischen den einzelnen Krankheitsstadien zu differenzieren.

Die Leberzirrhose stellt das Endstadium einer progressiven Fibrose mit Umbau der Leberarchitektur und Bildung von Bindegewebssepten sowie Parenchymknoten dar. Die Parenchymknoten können inhomogen in der Leber verteilt sein und eine sehr unterschiedliche Größe aufweisen. Es gibt Knoten, die kleiner als 3 mm sind, und ebenso Knoten von mehr als 3 cm Durchmesser.

Vor allem bei einem grobknotigen Umbau der Leber werden die zum diagnostischen Nachweis einer Zirrhose wichtigen Bindegewebssepten in einer Biopsie nicht immer sicher erfasst. Daher wäre die Beurteilung der kompletten Leber im Rahmen einer Laparotomie oder Autopsie der eigentliche Goldstandard zur sicheren Diagnose einer Leberzirrhose.

Klassifizierung der Leberfibrose und Leberzirrhose

Im klinischen Alltag wird derzeit zur Beurteilung des fibrotischen Leberumbaus die Nadelbiopsie mit histologischer Gewebeuntersuchung als verlässlichste Methode angesehen. Bei dieser invasiven Prozedur stellen passagere Schmerzen das häufigste unerwünschte Ereignis dar, während bedrohliche Komplikationen wie eine relevante Blutung relativ selten sind (1 : 2500 bis 1 : 10 000) [1]. Bei Patienten mit eingeschränkter Blutgerinnung (Thrombozytenzahl < 60/nl oder INR > 1,3) liegt ein höheres Risiko für Komplikationen vor [2].

Bei der diagnostischen Bewertung einer Leberbiopsie wird die deskriptive histopathologische Abschätzung des Fibroseausmaßes meistens einem numerischen Fibrosestadium zugeordnet. Hierbei werden verschiedene Scoringsysteme angewendet, deren Graduierungen nicht in jedem Stadium komplett übereinstimmen (Abb. 3.1). Für das Stadium der kompletten Leberzirrhose besteht bei der histopathologischen Beurteilung generell eine gute Übereinstimmung (geringe Interobservervariabilität).

Ursachen potenzieller Fehlbeurteilungen – Biopsietechnik

Voraussetzung einer hohen diagnostischen Sicherheit bei der Leberbiopsie ist eine adäquate Gewebeprobe. Sind weniger als 11 Portalfelder in der Biopsie erfasst, wird das Fibroseausmaß unterschätzt und die Sensitivität für die Diagnose einer Leberzirrhose nimmt ab [3]. Daher sollte bevorzugt eine Biopsienadel mit einem ausreichend großen Durchmesser (16 G: 1,4 mm) verwendet werden, und die Länge des Biopsiezylinders sollte mindestens 15 mm (besser 20 mm) betragen [3, 4]. In einer Studie wurden in zu kurzen (< 15 mm) oder schmalen (1,0 mm gegenüber 1,4 mm) Biopsaten über 50% der Leberzirrhosen übersehen [3]. Zudem sind bei einer fortgeschrittenen Leberfibrose bessere Ergebnisse mit einer Cutting-Nadel (z. B. Tru-Cut) gegenüber einer Aspirationsnadel (z. B. Menghini) zu erzielen, da es weniger häufig zu einer Fragmentation des Biopsiezylinders kommt: Das Risiko hierfür lag in einer Publikation bei 4,7% (Cutting-Nadel) gegenüber 39,2% (Aspirationsnadel) [5]. In einer weiteren Studie war die Diagnose einer Leberzirrhose mit der Cutting-Nadel deutlich häufiger zu sichern (89,5 vs. 65,5%) [6].

Im Gegensatz zu zu kleinen Biopsaten kann es bei tangentialen, kapselnahen Biopsien zu einem „Over-Staging" kommen, da überproportional viel Bindegewebe im Material enthalten sein kann.

Fibrose-stadium	Knodell	Ishak	Desmet Scheuer	METAVIR
F0	keine Fibrose	keine Fibrose	keine Fibrose	keine Fibrose
F1	portale Fibrose	portale Fibrose +/– periportale Fibrose: einige PF / portale Fibrose +/– periportale Fibrose: viele PF	portale Fibrose	portale Fibrose
F2		portale Fibrose mit Septen (P-P): einige PF	periportale Fibrose +/– Septen (P-P)	portale Fibrose mit wenigen Septen
F3	portale Fibrose mit brückenbildenden Septen (P-P oder P-Z)	portale Fibrose mit betonten Septen (P-P oder P-Z): viele PF	septenbildende Fibrose mit gestörter Architektur (keine Zirrhose)	portale Fibrose mit vielen Septen
F4	Zirrhose	portale Fibrose mit betonten Septen (P-P oder P-Z), einige Knoten (inkomplette Zirrhose) / Zirrhose	Zirrhose	Zirrhose

PF = Portalfeld, P-P = portoportal, P-Z = portozentral

Abb. 3.1 Verschiedene histopathologische Scoringsysteme für das Fibrosestadium.

Ursachen potenzieller Fehlbeurteilungen – „Sampling Error"

Auch beim sorgfältigen Einhalten der aufgeführten Kriterien bez. der Biopsietechnik sind bei der Diagnosestellung Fehler nicht auszuschließen, da die fibrotischen Veränderungen in der Leber inhomogen verteilt seien können. Dies scheint insbesondere bei makronodulären oder kompensierten Child-Pugh-Stadium-A-Leberzirrhosen eine Rolle zu spielen [7]. In Untersuchungen, bei denen eine Biopsie aus beiden Leberlappen entnommen wurde, ist eine Diskordanz der Fibrosestadien in 20 bis 35% der Fälle beschrieben [8,9]. Die Abweichung betrug allerdings selten mehr als ein Fibrosestadium; immerhin wurden dadurch aber 14% der Zirrhosen unterschätzt [8].

Günstigere Ergebnisse sind durch die laparoskopische Leberbiopsie zu erzielen, da mehrere Biopsien aus unterschiedlichen Leberregionen entnommen werden können und die Leber zudem makroskopisch zu beurteilen ist (Abb. 3.2 u.nd 3.3). So können 18 bis 26% der Leberzirrhosen zusätzlich diagnostiziert werden, welche bei der alleinigen histologischen Untersuchung ansonsten übersehen worden wären [10,11].

Mit der „Minilaparoskopie" steht eine Technik zur Verfügung, die unter Verwendung von dünnen Optiken und Trokaren (1,9 mm) auch von Gastroenterologen an Patienten in Analgosedierung durchgeführt werden kann. Die Komplikationsrate

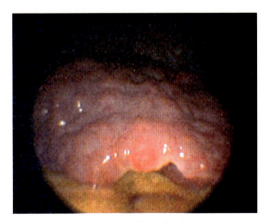

Abb. 3.2 Leberzirrhose Child-Pugh A bei autoimmuner Hepatitis.

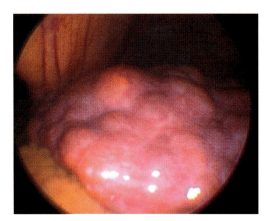

Abb. 3.3 Leberzirrhose Child-Pugh A bei Morbus Wilson.

liegt geringfügig unter der einer perkutanen Leberbiopsie [10], und es können auch Patienten mit einem zu hohen Risiko für eine perkutane Leberbiopsie untersucht werden (mit Aszites oder eingeschränkter Gerinnung) [12]. Ein Nachteil ist der höhere Personalaufwand.

Nicht invasive Verfahren

Klinische Zeichen und laborchemische Parameter

In einer großen Metaanalyse von 86 Publikationen mit insgesamt 19533 Patienten mit chronischen Lebererkrankungen wurde die Wertigkeit klinischer Untersuchungsbefunde und einfacher Laborparameter untersucht [13]. Es zeigte sich, dass die Wahrscheinlichkeit für das Vorliegen einer Leberzirrhose bei bekanntem Diabetes mellitus erhöht ist. Der Alkoholkonsum hatte demgegenüber keine besondere diagnostische Wertigkeit. Unter den klinischen Befunden erreichten erweiterte Bauchwandgefäße, Enzephalopathie, Aszites oder Spider-Naevi eine Spezifität von mehr als 90% bei allerdings geringer Sensitivität (<45%). Zum Ausschluss einer Leberzirrhose erschienen die Befunde weniger geeignet. Ebenso ist ihre Relevanz bei Patienten ohne eine bekannte chronische Lebererkrankung unklar.

Unter den Laborwerten hatte die Thrombozytenzahl die größte diagnostische Wertigkeit (Thr. < 160/nl: Spezifität 88%, Sensitivität 74%). Eine erhöhte INR oder ein vermindertes Albumin dienten ebenfalls als spezifische Hinweise für eine Zirrhose. Darüber hinaus weisen einige Indizes aus kombinierten Laborparametern eine relativ gute Performance auf (Abb. 3.4); diese erscheinen im klinischen Alltag aber häufig als nicht praktikabel, abgesehen vom leicht zu errechnenden APRI Score, der hauptsächlich für Patienten mit einer chronischen Hepatitis-C-Infektion evaluiert ist [14].

Neben indirekten Serummarkern, die bei einer Leberzirrhose verändert sein können (Thrombozyten, Albumin, INR, Prothrombin-Index, Cholinesterase, AST/ALT, ALT (xULN)/Thrombozyten) existieren direkte Serummarker, die den vermehrten Stoffwechsel extrazellulärer Matrixproteine im Rahmen einer fortgeschrittenen Leberfibrose reflektieren und von denen einige in kommerziellen Testsystemen zum Einsatz kommen (Hyaluronsäure, Laminin, YKL-40, Prokollagen-III-N-Peptid, Typ-IV-Kollagen, MMPs und TIMPs). So ist z.B. der kommerzielle FibroTest für die Diagnose eines fortgeschrittenen Fibrosestadiums bei Patienten mit einer chronischen Hepatitis-C-Infektion validiert [15].

Bildgebende Verfahren

Zahlreiche kleinere Studien haben den Nutzen der Sonografie in der Diagnostik einer Leberzirrhose untersucht. Als häufigstes Kriterium wird die Oberflächen-Nodularität der Leber aufgeführt mit einer Spezifität bis zu 97% bei geringer Sensitivität (33%) und akzeptabler Interobserver-Variabilität [16]. Die Sonografie und andere bildgebende Verfahren können eine Zirrhose bei charakteristischen Zeichen also beweisen und eine bioptische Sicherung erübrigt sich so; als Screening-Instrumente für das Vorliegen einer Zirrhose sind sie hingegen weniger geeignet. Davon abgesehen haben sie selbstverständlich einen Stellenwert zur Beurteilung von Komplikationen, sobald eine Zirrhose gesichert ist.

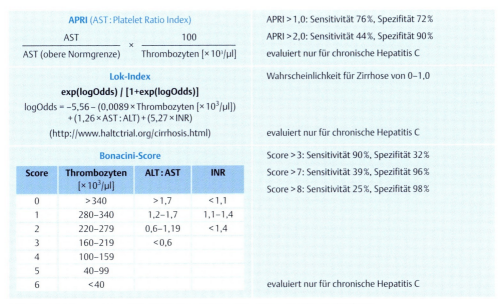

Abb. 3.4   Indices aus Laborwerten für die Diagnose einer Leberzirrhose.

Elastografie als diagnostisches Verfahren

Transiente Elastografie

Ein Verfahren, das zunehmend an Bedeutung bei der Diagnostik der Leberzirrhose gewinnt, ist die transiente Elastografie (FibroScan). Ein alternatives Verfahren ist der „Acoustic Radiation Force Impulse" (ARFI).

Bei der transienten Elastografie (FibroScan, Echosens, Frankreich) wird mit einem interkostal über dem rechten Leberlappen aufgesetzten Schallkopf die Ausbreitungsgeschwindigkeit einer Schallwelle mittels einer Ultraschallsonde gemessen und damit die Gewebesteifigkeit in kPa berechnet. Diese korreliert mit dem Bindegewebsgehalt des Lebergewebes und damit dem Ausmaß einer Leberfibrose. Die Untersuchung sollte beim nüchternen Patienten durchgeführt werden, da postprandial erhöhte Messwerte vorliegen können. Anzustreben sind 10 valide Messungen mit einer geringen Streuung (InterQuartilen-Range < 30 %). Die Technik ist leicht erlernbar, und die Messung kann innerhalb von 5 min auch von medizinisch-technischen Angestellten durchgeführt werden [17].

Das Verfahren kann das Ausmaß einer fortgeschrittenen Leberfibrose ab dem Stadium 2 diskriminieren. Für die Diagnose einer Leberzirrhose besitzt die transiente Elastografie eine hohe diagnostische Wertigkeit mit einer Sensitivität von 83 bis 87 % und einer Spezifität von 89 bis 94 % (Tab. 3.1).

In der Literatur sind bisher keine eindeutigen Cut-off-Werte definiert, da die kPa-Werte zur sicheren Diagnose einer Leberzirrhose je nach zugrunde liegender Lebererkrankung deutlich variieren können und die Ätiologie des Leberschadens daher bei der Beurteilung mitberücksichtigt werden muss: Bei fast allen Lebererkrankungen kann unterhalb von 9,5 kPa eine Zirrhose sicher ausgeschlossen werden, während das Vorliegen einer Zirrhose bei der chronischen Hepatitis B oder C bei Werten > 13 kPa bzw. > 12,5 kPa und bei der alkoholischen Lebererkrankung erst ab Werten > 20 kPa hochwahrscheinlich ist (Tab. 3.2). Falsch erhöhte Werte und somit eine Überschätzung des Fibrosestadiums können bei einem Schub einer Hepatitis-B-Infektion oder einer autoimmunen Hepatitis, bei einer mechanischen Cholestase oder bei einer kardialen Stauung vorliegen; daher sollten bei der In-

Tabelle 3.1 Metaanalysen zur diagnostischen Wertigkeit der transienten Elastografie zur Sicherung einer Leberzirrhose.

Publikation	Studien (n)	Cut-off F4 mean (range)	Sensibilität	Spezifizität
Tsochatzis et al. J Hepatol 2011	30	15 kPa (9,0–26,5)	83%	89%
Stebbing et al. J Clin Gastroenterol 2010	22	15,08 kPa	84,5%	94,7%
Friedrich-Rust et al. Gastroenterology 2008	38	13,01 kPa (n = 18)	mean AUROC 0,94	
Talwalkar et al. Clin Gastroenterol Hepatol 2007	9	(11,7–17,6)	87%	91%

Tabelle 3.2 Obere Cut-off-Werte der transienten Elastografie für die sichere Diagnose einer Leberzirrhose bei verschiedenen Lebererkrankungen.

Lebererkrankung	Cut-off
Hepatitis C	> 12,5 kPa
Hepatitis B	> 13,1 kPa
primär biliäre Zirrhose/ primär sklerosierende Cholangitis	> 17,3 kPa
nicht alkoholische Fettlebererkrankung	> 12,5 kPa
alkoholische Steatohepatitis	> 19,8 kPa

mod. nach Friedrich-Rust et al., Z. Gastroenterologie 2013

terpretation die Höhe der Transaminasen sowie die Komorbidität berücksichtigt werden.

Als Einschränkung des Verfahrens liegen bei bis zu 18% der Patienten Faktoren vor, die keine validen Messungen zulassen. Hierzu zählen Aszites, enge Interkostalräume sowie Adipositas ab einem Body-Mass-Index (BMI) > 30 kg/m^2 [18]. Für übergewichtige Patienten wurde eine XL-Sonde entwickelt, die auch bei einem BMI > 40 kg/m^2 zuverlässige Messwerte zeigt.

In niedrigen Fibrosestadien wird die diagnostische Trennschärfe durch eine Kombination der transienten Elastografie mit Fibrosemarkern im Serum verbessert; für die Diagnose einer Leberzirrhose ist die Genauigkeit der transienten Elastografie hingegen so gut, dass ein zusätzlicher Einsatz von Fibrosemarkern keinen weiteren Vorteil bringt [19].

ARFI (Acoustic Radiation Force Impulse)

Beim ARFI (Acoustic Radiation Force Impulse; S2000, Siemens Healthcare, Deutschland) wird die Ausbreitungsgeschwindigkeit einer Scherwelle im Lebergewebe gemessen (Angabe in m/s). Die Messeinheit ist in einem Ultraschallgerät integriert und das auszuwertende Areal kann unter sonografischer B-Bild-Kontrolle innerhalb der Leber vom Untersucher definiert werden. Daher ist die Methode weniger anatomischen Einschränkungen unterworfen als die transiente Elastografie.

In ersten Studien erreicht der ARFI eine ähnlich hohe diagnostische Genauigkeit wie die transiente Elastografie (Sensitivität 84–93%, Spezifität 76–95% bei Cut-off-Werten > 1,55 m/s bis > 2,05 m/s für die Diagnose einer Leberzirrhose) [20,21]. Ebenso können sich falsch hohe Messwerte bei Patienten mit erhöhten Transaminasen als Ausdruck einer aktiven Hepatitis ergeben.

Weitere Elastografieverfahren

Als weitere ultraschallunterstützte Methoden zur nicht invasiven Diagnostik einer Leberfibrose befinden sich die Supersonic-Shear-Wave-Elastografie und die Strain-Elastografie in der klinischen Evaluation [22]. Mittels der Magnet-Resonanz-Elastografie (MRE) kann die Ausbreitung von Scherwellen in der gesamten Leber dargestellt werden. Sie scheint den übrigen Elastografieverfahren in der Diskriminierung der niedrigen Fibrosestadien überlegen [23]. Es ist allerdings fraglich, ob die MRE bei höherem Kosten- und Zeitaufwand Einzug in den klinischen Alltag finden wird.

Praktisches Vorgehen

Durch die zunehmend besser etablierten nicht invasiven Methoden benötigt nicht mehr jeder Patient eine Biopsie zur diagnostischen Sicherung einer Leberzirrhose. Im klinischen Alltag sind folgende Szenarien vorstellbar:

- Fallen bei einem Patienten mit einer bekannten chronischen Lebererkrankung klinische Zeichen einer Leberzirrhose (Spider-Naevi, Aszites, abdominale Gefäßektasie, Enzephalopathie) oder einfache Laborveränderungen (Thrombozytopenie < 160/nl) auf, so besteht der hochgradige Verdacht einer Zirrhose. Bei zusätzlichen typischen Zeichen in der konventionellen Sonografie (Oberflächen-Nodularität oder Aszites) kann die Zirrhose als gesichert gelten; bei uncharakteristischem Sonografiebefund ist eine weitere Diagnostik mittels einer Biopsie oder ersatzweise einem Elastografieverfahren (FibroScan oder ARFI) sinnvoll.
- Zum Screening von Patienten mit chronischen Lebererkrankungen auf das Vorliegen einer Zirrhose besitzen die klinischen Zeichen und die konventionelle Sonografie eine zu geringe Sensitivität: Bei etwa der Hälfte der Patienten könnte eine kompensierte Zirrhose übersehen werden. Zum Screening scheinen die Elastografieverfahren besser geeignet: Unterhalb eines Cut-off-Wertes von 9,5 kPa im FibroScan oder 1,55 m/s im ARFI ist eine Zirrhose unwahrscheinlich; die Cut-off-Werte für den FibroScan, oberhalb derer eine Zirrhose mit hoher Wahrscheinlichkeit vorliegt, variieren je nach Ätiologie der Lebererkrankung und sind für den ARFI noch weniger klar definiert. Im Graubereich zwischen den unteren und oberen Cut-off-Werten ist weiterhin eine Leberbiopsie erforderlich.
- Patienten, bei denen nicht nur das Fibrosestadium einer Lebererkrankung, sondern die nekroinflammatorische Aktivität oder die zugrunde liegende Ätiologie festgelegt werden soll, benötigen weiterhin eine Leberbiopsie. Falls verfügbar, ist insbesondere bei Lebererkrankungen unklarer Ätiologie eine minilaparoskopische Biopsie vorzuziehen. Auf eine ausreichende Qualität des Biopsiezylinders ist zu achten, und bei unpassendem Befund zum klinischen Verlauf muss eine Unterschätzung des Fibrosestadiums in der Leberbiopsie berücksichtigt werden.

Leberzirrhose – Differenzialdiagnosen

Verschiedene Erkrankungen können zu einer portalen Hypertension mit Ausbildung von Kollateralkreisläufen führen, ohne die für eine dekompensierte Leberzirrhose charakteristischen metabolischen Komplikationen aufzuweisen [24] (Tab. 3.**3**). Auch in bildgebenden Verfahren kann bei nodulärer Oberfläche der Eindruck einer Leberzirrhose entstehen, während die Messwerte in der transienten Elastografie unterhalb des Cut-offs für eine Leberzirrhose liegen (im Mittel bei 8,4 kPa in einer Serie) [25]. Der Verdacht sollte vor allem bei Patienten ohne plausible Ätiologie einer Leberzirrhose bestehen. Die diagnostische Abgrenzung zu einer kryptogenen Leberzirrhose kann nur durch die Histologie erfolgen: Die bei der nicht zirrhotischen portalen Hypertension gefundenen Veränderungen sind in Tab. 3.**4** aufgeführt.

Als klinische Manifestationen treten Ösophagusvarizen (74%), Splenomegalie und Aszites (26%) oder seltener eine Enzephalopathie (7%) auf [26]. Im Verlauf entwickeln einige Patienten eine Pfortaderthrombose. Als Komplikationen treten vor allem Blutungen aus Ösophagusvarizen auf. Die Behandlungsoptionen mit endoskopischer Ligatur oder TIPS-Anlage entsprechen denen bei Patienten mit einer Leberzirrhose. Bezüglich der Entwicklung einer hepatozellulären Karzinoms scheint kein erhöhtes Risiko vorzuliegen.

Tabelle 3.3 Ursachen der nicht zirrhotischen portalen Hypertension.

präsinusoidal		
hereditär		arteriovenöse Fisteln
		polyzystische Lebererkrankung
		kongenitale hepatische Fibrose
idiopathisch		
Cholangiopathien		primär biliäre Zirrhose
		primär sklerosierende Cholangitis
		autoimmune Cholangiopathie
		toxische Cholangiopathie
neoplastische Okklusion		Lymphome, CLL
		Karzinome (primär/Metastasen)
		epitheloides Hämangioendotheliom
granulomatöse Läsionen		Schistosomiasis
		Sarkoidose
		Mineralöl-Granulome
sinusoidal		
Fibrose des Disse-Raums		toxisch (Methotrexat, Amiodaron, Kupfer, Vinylchlorid)
		alkoholischer Leberschaden
		metabolisch (NASH, Morbus Gaucher)
		entzündlich (Virushepatitis, Q Fieber, CMV)
Ablagerungen im Disse-Raum		Amyloid
		Leichtketten-Deposits
toxischer Sinusendothel-Schaden		Alkohol
Sinusdestruktion		akute Nekroinflammation
infiltrative Erkrankungen		Mastozytose
		Morbus Gaucher
		myeloide Metaplasie
Kupffer-Zell-Hypertrophie		Parasiten (viszerale Leishmaniose)
		metabolisch (Morbus Gaucher)
Kompression durch hypertrophe Hepatozyten		mikrovesikuläre Steatosis (Alkohol, akute Schwangerschafts-Fettleber)
postsinusoidal		
venookklusive Erkrankung		akuter Strahlenschaden
		medikamentös-toxisch
Lebervenensklerose		alkoholischer Strahlenschaden
		chronischer Strahlenschaden
		Hypervitaminose A
Gefäßmalignome		epitheloides Hämangioendotheliom
		Angiosarkom
granulomatöse Phlebitis		Sarkoidose
		Mycobacterium avium/M. intercellulare
Lipogranulome		Mineralöl-Granulome

mod. nach Schouten et al. Hepatology 2011

Tabelle 3.4 Histologisches Spektrum bei nicht zirrhotischer portaler Hypertension.

idiopathische portale Hypertension	portale Fibrose mit schmalen fibrösen Septen ohne komplette Zirrhose
nodulär regenerative Hyperplasie (NRH)	Mikronoduli aus zentraler Hyperplasie der Hepatozyten mit atrophischem Rand
partielle noduläre Transformation (PNT)	größere perihiläre Parenchymknoten
inkomplette septale Zirrhose	schmale fibröse Septen, hypoplastische Portalfelder, Hyperplasie der Hepatozyten
obliterative portale Venopathie	Obliteration von Portalvenenästen, paraportale Shuntgefäße, dilatierte Sinusoide, periportale Fibrose

Literatur

1 Rockey DC et al. Hepatology 2009; 49: 1017–1044
2 Seeff LB et al. Clin Gastroenterol Hepatol 2010; 8: 877–883
3 Colloredo G et al. J Hepatol 2003; 39: 239–244
4 Schiano TD et al. Clin Gastroenterol Hepatol 2005; 3: 930–935
5 Sherman KE et al. Am J Gastroenterol 2007; 102: 789–793
6 Colombo M et al. Gastroenterology 1988; 95: 487–489
7 Helmreich-Becker I et al. Endoscopy 2003; 35: 55–60
8 Regev A et al. Am J Gastroenterol 2002; 97: 2614–2618
9 Ratziu V et al. Gastroenterology 2005; 128: 1898–1906
10 Denzer U et al. J Clin Gastroenterol 2007; 41: 103–110
11 Nudo CG et al. Gastroenterol Hepatol 2008; 4: 862–870
12 Frenzel C et al. Liver Int 2012, 32: 1066–1072
13 Udell JA et al. JAMA 2012; 307: 832–842
14 Lin ZH et al. Hepatology 2011; 53: 726–736
15 Castera L et al. Gastroenterology 2012; 142: 1293–1302
16 Lee HS et al. Korean J Hepatol 2010; 16: 369–375
17 Friedrich-Rust M et al. Z Gastroenterol 2013; 51: 43–54
18 Cohen BE et al. J Clin Gastroenterol 2010; 44: 637–645
19 Zarski JP et al. J Hepatol 2012; 56: 55–62
20 Sporea I et al. Eur J Radiol 2012; 81: 4112–4118
21 Crespo G et al. J Hepatol 2012; 57: 281–287
22 Cui XW et al. J Gastroenterol 2013; 19: 6239–6247
23 Huwart L et al. Gastroenterology 2008; 135: 32–40
24 Schouten JN et al. Hepatology 2011; 54: 1071–1081
25 Seijo S et al. Dis Liver Dis 2012; 44: 855–860
26 Siramolpiwat S et al. Hepatology 2013; DOI: 10.1002/hep.26904

4 Der Patient mit kompensierter Leberzirrhose: Überwachung und Verlauf

Annette Grambihler, Mainz; Marcus Schuchmann, Konstanz

> Der Übergang von der kompensierten in eine dekompensierte Leberzirrhose bedeutet eine erhebliche Verschlechterung der Prognose der Patienten. Die Patienten bedürfen daher einer engmaschigen Überwachung und regelmäßiger Kontrolluntersuchungen zur Früherkennung von Aszites, hepatischer Enzephalopathie, blutungsgefährdeter Varizen und anderer Komplikationen.

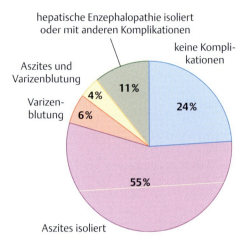

Abb. 4.1 Komplikationen bei Erstdiagnose (nach [1]).

Eine kompensierte Leberzirrhose liegt dann vor, wenn noch keine Zeichen einer Dekompensation vorhanden sind, wenn also histologische, bildgebende, klinische und/oder laborchemische Zeichen eines zirrhotischen Umbaus gegeben sind und eventuell bereits eine eingeschränkte Leberfunktion besteht. Komplikationen wie ein Aszites, Varizenblutungen und eine hepatische Enzephalopathie kennzeichnen den Übergang zur dekompensierten Zirrhose.

Leider wird die Diagnose einer Leberzirrhose nur selten im kompensierten Stadium gestellt. Nur rund jeder vierte Patient weist bei Erstdiagnose keine Krankheitskomplikationen auf. In 55% der Fälle erfolgt die Erstdiagnose bei bereits bestehendem Aszites, bei 6% infolge einer Varizenblutung und in weiteren 4% der Fälle bei gleichzeitigem Vorliegen von Aszites und Varizenblutungen. 11% der Zirrhosepatienten haben bei Erstdiagnose eine hepatische Enzephalopathie, entweder isoliert oder zusammen mit anderen Komplikationen [1].

Natürlicher Verlauf und Prognosefaktoren

Der Übergang von der kompensierten zur dekompensierten Leberzirrhose ist mit einer eingeschränkten Überlebenswahrscheinlichkeit der Patienten assoziiert [2–4]. Im Falle einer kompensierten Zirrhose ist von einer 1-Jahres-Überlebensrate von 87% und einer 5-Jahres-Überlebensrate von 67% auszugehen. Deutlich geringer sind die entsprechenden Überlebensraten mit 60% und 45% bei der dekompensierten Zirrhose [1,2,5]. Besser differenzieren lässt sich die Prognose im Einzelfall, wenn man das aktuelle Child-Pugh-Stadium zugrunde legt: Dabei ist von einem 1-Jahres-Überleben von über 90%, 80% und etwa 45% für die Stadien A, B und C auszugehen [2].

Auch die Art und Anzahl der auftretenden Komplikationen hat Einfluss auf die Prognose: So beträgt bei kompensierter Zirrhose ohne Komplikationen das Risiko, innerhalb eines Jahres zu versterben, rund 1%. Es steigt bei der Entwicklung von Varizen ohne Aszites auf 3,4% und bei gleichzeitigem Aszites auf 20%. Beim Auftreten von Varizenblutungen erhöht es sich sogar auf 57% [2]. Besonders hoch ist das Risiko, wenn eine schwere hepatische Enzephalopathie besteht – möglicherweise, weil bei diesen Patienten in aller Regel zugleich weitere Krankheitskomplikationen vorliegen [1,6].

Aktuelle Studien demonstrieren entsprechend eine direkte Abhängigkeit der Überlebenswahrscheinlichkeit vom Zirrhosestadium [7].

4 Der Patient mit kompensierter Leberzirrhose: Überwachung und Verlauf

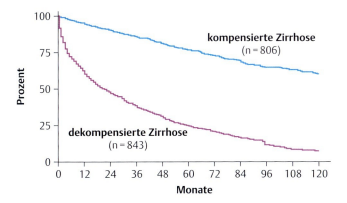

Abb. 4.2 Natürlicher Verlauf, Dekompensation, Überleben.

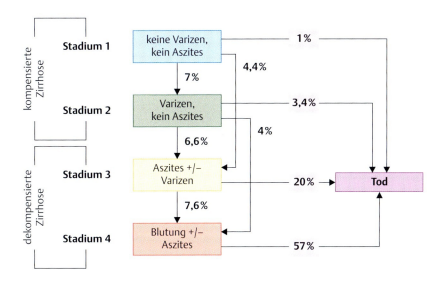

Abb. 4.3 Klinischer Verlauf der Leberzirrhose. 1-Jahres-Komplikationsrisiko in Abhängigkeit vom klinischen Stadium (nach [2]).

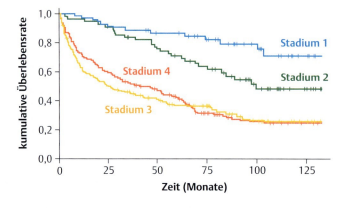

Abb. 4.**4** Kaplan-Meier-Überlebenskurven in Anhängigkeit vom klinischen Zirrhosestadium (Stadium 1 = kompensierte Zirrhose ohne Varizen; Stadium 2 = kompensierte Zirrhose mit Varizen; Stadium 3 = Aszites mit oder ohne Varizen; Stadium 4 = Varizenblutung mit oder ohne Aszites).

Auslöser einer hepatischen Dekompensation

Verschiedene Faktoren können den Übergang von einer kompensierten zur dekompensierten Leberzirrhose triggern. Eine wichtige Ursache ist naturgemäß die Verschlechterung der Grunderkrankung, etwa als entzündlicher Schub im Rahmen einer chronischen Hepatitis-B-Infektion oder einer Autoimmunhepatitis oder durch Alkoholexzesse bei vorgeschädigter Leber. Umgekehrt kann es zu einer dauerhaften Rekompensation kommen, wenn durch therapeutische Maßnahmen eine Verbesserung der Grunderkrankung erreicht wird.

Auch schwere extrahepatische Allgemeinerkrankungen können zur Verschlechterung der Leberfunktion führen. Am häufigsten ist dies im Gefolge einer Infektionskrankheit zu beobachten, beispielsweise einer Pneumonie, einer Harnwegsinfektion, einer Peritonitis oder einer Sepsis. Als wichtigste Erreger sind in diesem Zusammenhang E. coli sowie Staphylokokken und Enterokokken beschrieben [8].

Daneben sind auch nicht infektiöse kardiopulmonale Erkrankungen oder Operationen nicht selten Auslöser einer hepatischen Dekompensation. Die genauen Pathomechanismen der operationsabhängigen Dekompensation sind noch unbekannt, vermutet wird aber, dass im Rahmen einer Narkose neben der Hepatotoxizität der verabreichten Medikamente auch vorübergehende ischämische Episoden bei Erniedrigung des Blutdrucks oder der Sauerstoffsättigung eine Rolle spielen.

Stadien der Leberzirrhose

Die älteste, bekannteste und auch in Klinik und Praxis am häufigsten verwendete Klassifikation der Leberzirrhose ist der Child-Pugh-Score [9]. In den Score gehen das Serum-Bilirubin, das Serum-Albumin, der INR- oder der Quick-Wert sowie Vorliegen und Ausprägung von Aszites und hepatischer Enzephalopathie ein (Tab. 4.1).

Als Krankheitsstadium A ist eine Leberzirrhose mit einem Child-Pugh-Score von 5 bis 6 Punkten definiert. Bei einem Punktwert von 7 bis 9 ist von Stadium B auszugehen, bei 10 bis 15 Punkten von Stadium C. Das jeweilige Krankheitsstadium gibt Hinweise auf die Prognose: So lag in einer großen Metaanalyse das 1-Jahres-Überleben im Stadium A bei mehr als 90%, im Stadium B um 80% und im Stadium C bei rund 45% [1]. In älteren Untersuchungen betrug die 5-Jahres-Überlebenswahrscheinlichkeit 44% (Child A), 20% (Child B) und 21% (Child C) und das 10-Jahres-Überleben 27%, 10% und 0%. Die perioperative Mortalität beträgt im Stadium A 10%, im Stadium B 30% und im Stadium C 82% [1,9] (Tab. 4.2).

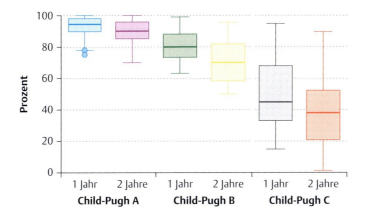

Abb. 4.5 1- und 2-Jahres-Überlebensrate bei Child-Pugh-Stadium A, B und C. Zusammenfassung der Ergebnisse mehrerer Studien [2].

Tabelle 4.1 Kriterien des Child-Pugh-Scores zur Beurteilung der Krankheitssituation von Patienten mit Leberzirrhose.

Kriterium	1 Punkt	2 Punkte	3 Punkte	Einheit
Serum-Bilirubin (gesamt)	< 2,0	2,0–3,0	> 3,0	mg/dl
Serum-Albumin	> 3,5	2,8–3,5	< 2,8	g/dl
INR/Quick	< 1,7	1,7–2,2	> 2,2	
Aszites	kein	wenig/medikamentös behandelbar	viel/therapiefraktär	
hepatische Enzephalopathie	keine	Stadium I–II	Stadium III–IV	

Tabelle 4.2 Überlebenswahrscheinlichkeit und perioperative Mortalität in Abhängigkeit vom Child-Pugh-Stadium (nach [1, 9]).

Punkte	Stadium	1-JÜR	5-JÜR	10-JÜR	perioperative Mortalität
5–6	A	84 %	44 %	27 %	10 %
7–9	B	62 %	20 %	10 %	30 %
10–15	C	42 %	21 %	0 %	82 %

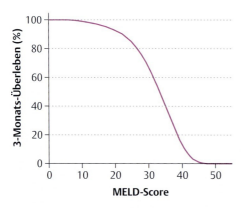

Abb. 4.6 Der MELD-Score erlaubt eine Abschätzung der 3-Monats-Sterblichkeit bei Patienten mit Leberzirrhose und wird lediglich aus den Werten für Bilirubin, Kreatinin und INR berechnet.

Als Score zur Beurteilung der Krankheitssituation von Patienten mit stark fortgeschrittener Leberzirrhose ist seit einigen Jahren der MELD-Score (Model for End stage Liver Disease) gebräuchlich. Der MELD-Score wurde 2002 von der UNOS (United Network for Organ Sharing) etabliert und gibt eine Aussage über die 3-Monats-Überlebensrate dieser Patienten. Er dient vor allem zur Abschätzung der Frage, ob eine Indikation zur Organtransplantation besteht und zur Beurteilung der Dringlichkeit bei der Organvergabe. In den Score gehen das Serum-Kreatinin, das Bilirubin sowie der INR ein:

MELD = 10 × (0,957 × ln [Serum-Kreatinin] + 0,378 × ln [Bilirubin ges.] + 1,12 × ln [INR] + 0,643)

Faktoren, die der subjektiven Beurteilung unterliegen (Aszites, Enzephalopathie und Allgemeinzustand des Patienten) werden dadurch eliminiert. Dies trägt zur Objektivierbarkeit des Scores auch in Unkenntnis des einzelnen Patienten bei, jedoch wird die Schwere der individuellen Beeinträchtigung gelegentlich unterschätzt – insbesondere bei Patienten, die trotz geringer Veränderungen der berücksichtigten Parameter unter einer schweren hepatischen Enzephalopathie, unkontrollierbarem Aszites oder ausgeprägter Kachexie leiden. Eine manifeste hepatische Enzephalopathie sowie weitere Komplikationen sind daher als zusätzliche unabhängige Risikofaktoren zu werten [10].

Zusätzlich kann zur Prognoseabschätzung auch der Lebervenenverschlussdruck (HVPG) herangezogen werden. Die Untersuchung ist invasiv und relativ aufwendig, sodass sie nicht häufig angewendet wird. Sie gibt aber zuverlässig Aufschluss über das Risiko von Komplikationen bei noch kompensierter Zirrhose. Der Normwert des Lebervenenverschlussdrucks liegt bei 3 bis 5 mmHg, als grenzwertig ist ein HVPG von 10 mmHg anzusehen. Bei höheren Werten besteht ein deutlich erhöhtes Risiko für das Auftreten von Aszites sowie für Ösophagusvarizen und eine Varizenblutung. Umgekehrt sinkt bei Absenkung eines erhöhten HPVG auf < 12 mmHg das Risiko von Aszites und Varizenblutungen. Liegt der HVPG über 20 mmHg, so ist die Prognose der Patienten im Falle von Varizenblutungen sehr schlecht. Ein steigender Wert ist zudem mit einem erhöhten Risiko für die Entwicklung eines hepatozellulären Karzinoms (HCC) assoziiert [11].

Staging und Surveillance bei kompensierter Zirrhose

Nach Erstdiagnose einer Leberzirrhose muss – selbst bei scheinbar eindeutiger Genese – nach weiteren Grunderkrankungen und Kofaktoren gefahndet werden: Bei der Feststellung einer ASH, NASH oder kryptogenen Lebererkrankung handelt es sich um Ausschlussdiagnosen. Anamnese sowie Laboruntersuchungen und eventuell auch eine Leberhistologie können Aufschluss über eine virale, autoimmune oder angeborene Lebererkrankung geben, die unabhängig von den individuellen Lebensgewohnheiten des Patienten und dem Management von Zirrhosekomplikationen behandlungsbedürftig sind.

Bei Diagnosestellung sollte eine Ultraschalluntersuchung durchgeführt werden, um ein hepatozelluläres Karzinom auszuschließen. Die Sonografie lässt außerdem die Beurteilung der Milzgröße, eines subklinischen Aszites sowie einer möglichen Pfortaderthrombose zu. Umgehungskreisläufe, beispielsweise eine wiedereröffnete V. umbilicalis oder ein splenorenaler Shunt sind mit konventioneller Sonografie – oder noch besser in der Duplex-Sonografie – darstellbar.

Tabelle 4.3 Surveillance bei Leberzirrhose.

alle 6 Monate	Anamnese und klinische Untersuchung	Ikterus, Katabolie, Aszites, Ödem- und Blutungsneigung
	Screening auf Komplikationen	hepatozelluläres Karzinom ▪ Abdomensonografie (und Alphafetoprotein), ggf. CT oder MRT Aszites ▪ Abdomensonografie hepatische Enzephalopathie ▪ Anamnese, neurophysiologische Tests Varizen ▪ Gastroskopie je nach Varizenstatus/Blutungsrisiko
	Beurteilung der Leberfunktion	Child- und MELD-Score
alle 2–3 Jahre	Varizen-Screening	Gastroskopie – häufiger bei bekannten Varizen!

Die Sonografie hat den Vorteil, dass sie leicht und rasch Aufschluss über mögliche Komplikationen gibt. Ein wichtiger Nachteil ist, dass aufgrund des bei Leberzirrhose typisch inhomogenen Leberparenchyms mit Regeneratknoten ein eindeutiger Ausschluss von Raumforderungen manchmal nicht möglich ist. In diesen Fällen muss zusätzlich eine radiologische Bildgebung mittel Computertomografie oder Magnetresonanztomografie erfolgen.

Bei allen Patienten mit gesicherter Leberzirrhose ist eine Index-Gastroskopie zum Ausschluss von Ösophagus- oder Magenfundusvarizen Standard (siehe auch nachfolgend und Kap. 6).

Weitere Untersuchungen zur Überwachung erfolgen alle sechs Monate: Dabei werden klinisch der Allgemeinzustand und das Vorliegen neurologischer sowie kognitiver Beeinträchtigungen untersucht. Wegen der bei fortschreitender Leberfunktionsverschlechterung häufig auftretenden Katabolie sollten auch der Ernährungszustand und die körperliche Leistungsfähigkeit der Patienten mitbeurteilt werden – beispielsweise durch entsprechende Fragebögen oder Ermittlung von ECOG-Score oder Karnofsky-Index analog zur Verlaufsbeobachtung onkologischer Patienten.

Laboruntersuchungen beinhalten vor allem die Leberfunktionsparameter (Bilirubin, Quick/INR, Albumin), die für die Errechnung des Child-Pugh-Stadiums wichtig sind, und die Nierenfunktion zur Errechnung des MELD-Scores. Es kann weiter das Alpha-Fetoprotein zur Früherkennung eines hepatozellulären Karzinoms dienen, auch wenn dies in den Leitlinien nicht gefordert wird. Je nach Grunderkrankung und Krankheitsstadium sind weitere Laboruntersuchungen (Transaminasen, Blutbild etc.) erforderlich.

Alle 6 Monate wird eine Ultraschalluntersuchung durchgeführt, zum Screening auf ein hepatozelluläres Karzinom sowie zur Beurteilung von Milzgröße und eventuell einem Aszites. Bei unklaren Befunden – ein sicherer sonografischer Ausschluss von Raumforderungen ist bei Leberzirrhose aufgrund von Regeneratknoten und inhomogener Parenchymstruktur nicht immer möglich – muss sich gelegentlich noch eine Computertomografie oder Magnetresonanztomografie anschließen.

Bedeutung kommt bei der Verlaufsbeobachtung ferner der Erfassung einer hepatischen Enzephalopathie (HE) zu, wobei die „West Haven-Kriterien" als klinische Scores gebräuchlich sind. Dabei werden fünf Schweregrade differenziert vom Grad 0 als minimale hepatische Enzephalopathie bis hin zum Grad 4 mit dem Koma des Patienten. Zu überprüfen ist das Vorliegen einer HE anhand neuropsychometrischer Testverfahren wie dem Papier-Bleistift-Test oder auch neurophysiologischer Testverfahren wie dem Erfassen der kritischen Flimmerfrequenz.

Das Risiko für die Entwicklung von Ösophagus- oder Magenvarizen liegt bei 7 bis 8 % pro Jahr. Hinweise auf eine portale Hypertension mit erhöhtem Risiko für die Entstehung von Varizen können eine verminderte Thrombozytenzahl, eine Splenomegalie, Aszites oder der sonografische Nachweis intraabdomineller Umgehungskreisläufe sein. Aber auch wenn diese Zeichen nicht vorhanden sind, sollte bei allen Patienten bei Erstdiagnose einer Leberzirrhose eine Gastroskopie zum Varizen-Screening durchgeführt werden. Nach initialem Ausschluss von Varizen sollte eine Kontrollgastroskopie alle 2–3 Jahre erfolgen, bei Nachweis von Ösophagus- oder Fundusvarizen oder einer portal hypertensiven Gastropathie sowie bei rasch progredienter Leberfunktionsverschlechterung oder erhöhtem Blutungsrisiko entsprechend häufiger [12, 13].

Prognoseverbessernde Therapie

Die Behandlung der Grunderkrankung ist zur Verbesserung der Prognose der Patienten von entscheidender Bedeutung. Dies wurde insbesondere für die antivirale Therapie bei chronischen Virushepatitiden gezeigt, kann aber wahrscheinlich auch auf andere Grunderkrankungen übertragen werden. Studien belegen ferner, dass der Rückgang der Entzündungsaktivität bei Hepatitis B und C eine signifikante Reduktion des HVPG sowie eine Fibroseregression zur Folge haben kann [14].

Zu den Therapiemaßnahmen gehört gegebenenfalls auch eine Modifikation des Lebensstils. Wichtig – auch für Patienten mit nicht alkoholischer Lebererkrankung – ist der Verzicht auf Alkohol. Auch moderater Alkoholkonsum kann eine portale Hypertension verschlechtern und ist mit einer erhöhten Mortalität assoziiert. Den Patienten sollte darüber hinaus eine Nikotinabstinenz nahegelegt werden. Denn Rauchen beschleunigt die Fibroseentwicklung bei einer Hepatitis C, einer primär biliären Zirrhose und auch bei NASH [15].

Auch das Vorliegen eines metabolischen Syndroms und/oder eines Diabetes mellitus können die Fibroseprogression beschleunigen und sind mit einer vermehrten Dekompensationsrate, einem gesteigerten HCC-Risiko und einer erhöhten Mortalität assoziiert. Ob eine Gewichtsreduktion und die Behandlung der Insulinresistenz den Krankheitsverlauf beeinflussen können, ist aber bislang nicht bekannt. Trotzdem sollte allen Patienten zu einer ausgeglichenen Ernährung geraten werden und es sollte eine adäquate Blutzuckereinstellung angestrebt werden [15].

In letzter Zeit wurden immer wieder günstige Effekte für den Konsum von Kaffee, dunkler Schokolade und Vitamin C beschrieben. So vermittelt Kaffee eine antioxidative Wirkung, und es gibt bei NASH-Patienten wie auch bei Patienten mit anderen Grunderkrankungen Hinweise auf ein geringeres Fibroserisiko durch den Konsum von Kaffee. Der Konsum von Kaffee ist somit für Zirrhosepatienten zumindest als harmlos einzustufen, wenngleich keine eindeutige Empfehlung zur Steigerung des Kaffeekonsums gegeben werden kann [16, 17].

Hinsichtlich des Lebensstils und der Ernährung sollte nicht unerwähnt bleiben, dass eine eiweißarme Kost nicht mehr empfohlen werden kann [18, 19]. Sie kann den Muskelabbau und die Katabolie, zu der Patienten mit Leberzirrhose generell neigen, beschleunigen. Allen Patienten sollte eine regelmäßige moderate körperliche Aktivität nahegelegt werden, um Kondition und Muskelkraft möglichst zu erhalten. Krafttraining und Leistungssport sind allerdings ungünstig, unter anderem, da mit extremen, vor allem isometrischen Muskelanstrengungen durch den Anstieg des intraabdominellen Druckes eine Varizenblutung ausgelöst werden kann.

Medikamente zur Prognoseverbesserung bei Leberzirrhose

Es gibt bisher keine medikamentöse Therapie, die den Verlauf der Leberzirrhose unabhängig von Grunderkrankung und Lebensstil beeinflussen kann. Allerdings werden, abhängig von Krankheitsstadium, den Begleiterkrankungen und bereits aufgetretenen Manifestationen der Leberzirrhose verschiedene Medikamente eingesetzt, um die Entwicklung weiterer Komplikationen zu verhindern oder zu verzögern.

Sehr gut etabliert ist der Einsatz nicht selektiver Betablocker zur Primär- und Sekundärprävention von Varizenblutungen. Daneben ist bei einigen Patienten mit Aszites eine antibiotische Dauertherapie sinnvoll, um eine spontan bakterielle Peritonitis zu vermeiden. Patienten mit Pfortaderthrombose oder mit einem hohen Thromboserisiko profitieren gegebenenfalls von einer Antikoagulation, die aufgrund der besseren Steuerbarkeit zumeist mit niedermolekularen Heparinen durchgeführt wird.

Diese präventiven Strategien werden in den folgenden Kapiteln (Varizen, Aszites) genauer dargestellt.

Patienten mit Leberzirrhose sind durch Infektionskrankheiten besonders gefährdet. Einerseits muss man bei ihnen generell von einer verminderten Infektabwehr ausgehen. Andererseits gehen Infektionen mit einem erhöhten Dekompensationsrisiko einher. Dies gilt insbesondere bei Neuinfektion mit einer Virushepatitis. Aus diesem Grund sollten die Patienten alle empfohlenen Schutzimpfungen erhalten sowie darüber hinaus Impfungen gegen Hepatitis A und B, Pneumokokken und Influenza. Um eine ausreichende Wirksamkeit sicherzustellen, sollten die Impfungen möglichst schon im Stadium der kompensierten Zirrhose erfolgen und regelmäßig aktualisiert werden.

Ausblick – zukünftige Therapien

Intensiv wird an der Erarbeitung weiterer Therapieoptionen bei der Leberzirrhose gearbeitet. Geprüft wird beispielsweise, inwieweit durch TNFα-Inhibitoren eine Verschlechterung der Nierenfunktion sowie andere Komplikationen aufzuhalten sind. Untersucht wird ferner, ob der HVPG durch Angiotensin-Rezeptor-Blocker sowie ACE-Hemmer zu senken ist und ob Metformin möglicherweise dazu beitragen kann, bei Patienten mit Diabetes mellitus das HCC-Risiko der Patienten zu reduzieren und das transplantatfreie Überleben zu verlängern [15].

Literatur

1. Jepsen P et al. Hepatology 2010; 51: 1675–1682
2. D'Amico G et al. J Hepatology 2006; 44: 217–231
3. D'Amico G et al. Dig Dis Sci 1986; 31: 468–475
4. D'Amico G et al. Gastroenterology 2006; 131: 1611–1624
5. Fleming KM et al. Liver Int 2012; 32: 79–84
6. Garcia-Tsao G et al. Hepatology 2010; 51: 1445–1449
7. Zipprich A et al. Liver Int 2012; 32: 1407–1414
8. Arvaniti V et al. Gastroenterology 2010; 139: 1246–1256
9. Pugh RN et al. Br J Surg 1973; 60: 646–649
10. Said A et al. J Hepatology 2004; 40: 897–903
11. Garcia-Tsao G et al. Hepatology 2007; 46: 922–938
12. De Franchis R et al. J Hepatol 2010; 53: 762–768
13. Marcellin P et al. Lancet 2013; 38: 468–475
14. Tsochatzis EA et al. Hepatology 2012; 56: 1983–1992
15. Anty R et al. J Hepatol 2012; 57: 1090–1096
16. Arauz J et al. J Appl Toxicol 2013; 33: 970–979
17. Johnson TM et al. Nutr Clin Pract 2013; 28: 15–29,
18. Tandon P et al. J Hepatol 2010; 53: 273–282
19. Nkontchou G et al. J Clin Endocrinol Metab 2011; 96: 2601–2608

5 Behandlung der Grunderkrankung

Bertram Bengsch, Robert Thimme, Freiburg

> Eine Leberzirrhose kann sich auf dem Boden unterschiedlicher Grunderkrankungen manifestieren. Die Palette reicht von den häufigen viralen Leberinfektionen wie der Hepatitis B und C und der alkoholischen Leberzirrhose über die Autoimmunhepatitis bis hin zu den cholestatischen Lebererkrankungen wie der primär biliären Zirrhose (PBC) und der primär sklerosierenden Cholangitis (PSC). In jedem Fall sollte dabei neben der Behandlung der Leberzirrhose stets auch eine konsequente Therapie der Grunderkrankung erfolgen.

Hepatitis B

Etwa 300 bis 350 Mio. Menschen sind weltweit chronisch mit dem Hepatitis-B-Virus (HBV) infiziert (Deutschland: ca. 300 000 bis 500 000 Menschen). Die Übertragung erfolgt parenteral, neben der sexuellen Übertragung ist eine Infektion im Rahmen von i.v. Drogenabusus häufig. In etwa 5 % der Fälle entwickelt sich bei Erwachsenen aus einer akuten Infektion mit dem Hepatitis-B-Virus eine chronische Hepatitis. Eine Besonderheit stellt der prä- und perinatale Übertragungsweg durch HBV-infizierte Mütter dar, der deutlich häufiger zu einer chronischen HBV-Infektion führt.

Das Risiko für die Entwicklung einer Leberzirrhose für Patienten mit einer chronischen Hepatitis-B-Virusinfektion liegt bei etwa 20 bis 30 %. Das Risiko für die Entwicklung eines Leberzellkarzinoms wird auf 1 bis 6 % pro Jahr beziffert [1].

Besteht bereits eine Leberzirrhose, bevor die Indikation zur Therapie bei manifester chronischer HBV und nachweisbarer Viruslast abgeklärt wurde, so ist entsprechend der Leitlinie [2] per se eine Indikation zur antiviralen Therapie gegeben, um möglichst das Risiko der Entwicklung eines hepatozellulären Karzinoms (HCC) zu senken. Zwei Regime stehen zur Behandlung zur Verfügung, die Interferontherapie sowie die Gabe von Nukleosid-/Nukleotidanaloga.

Für den Einsatz von pegyliertem Interferon-α sprechen die definierte Therapiedauer des Regimes

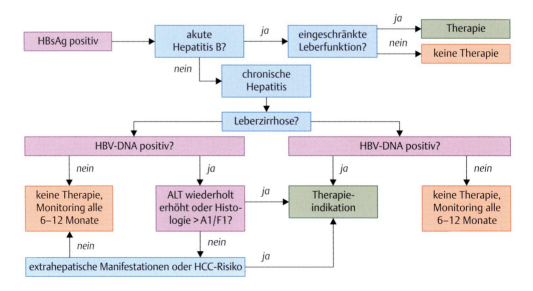

Abb. 5.1   Indikation zur antiviralen Therapie der Hepatitis-B-Virus-Infektion.

sowie die Möglichkeit eines dauerhaften Therapieansprechens, allerdings müssen das Nebenwirkungsprofil sowie die Kontraindikationen beachtet werden. Eine Interferontherapie kann daher nur im Child-Pugh-Stadium A der Leberzirrhose erfolgen, sie ist aufgrund des erhöhten Risikos für Dekompensation der Leberzirrhose ab dem Child-Pugh-Stadium B kontraindiziert. Für die Behandlung mit Nukleosid-/Nukleotidanaloga sprechen die gute Verträglichkeit der Wirkstoffe und das Vorliegen von nur wenigen Kontraindikationen. Aktuell ist die Dauer der Therapie nicht klar definiert, die Behandlung muss in der Regel lebenslang erfolgen.

Es wird eine Behandlung mit den hochpotenten Wirkstoffen wie Entecavir und Tenofovir, für die eine sehr geringe Entwicklung von Resistenzen belegt ist, empfohlen. In neueren Studien konnte unter diesen Behandlungsregimen eine signifikante Reduktion der HCC-Inzidenz und auch eine Reduktion der leberassoziierten Mortalität beschrieben werden [3]. In günstigen Fällen kann es unter der Therapie sogar zu einer Reversibilität der Zirrhose kommen [4].

Regelmäßige Überwachung

Wichtig ist eine regelmäßige Überwachung der Patienten, Kontrolluntersuchungen sollten alle 3–6 Monate erfolgen. Es sollten dabei laborchemische Parameter bestimmt werden (Leberentzündungs- und Lebersyntheseparameter sowie Blutbild und Prothrombinzeit). Als relevante virologische Parameter sollten das HBeAg und Anti-HBe bestimmt werden und eine quantitative HBsAg- und HBV-DNA-Bestimmung durchgeführt werden. Diese Informationen sind für eine Risikoabschätzung hinsichtlich des Auftretens eines Leberzellkarzinoms hilfreich [5]. Indiziert sind darüber hinaus regelmäßige abdominelle Ultraschalluntersuchungen (alle 6–12 Monate) und eine AFP-Testung zur Frühdetektion eines Leberzellkarzinoms und es ist stets zu prüfen, ob im individuellen Fall die Indikation für eine Lebertransplantation gegeben ist.

Hepatitis C

Weltweit sind etwa 130 bis 170 Mio. Patienten chronisch mit dem Hepatitis-C-Virus (HCV) infiziert, welches ähnlich wie das Hepatitis-B-Virus parenteral übertragen wird. Im Vergleich zur HBV-Infektion ist das Risiko für die Entwicklung einer chronischen Infektion mit ca. 50 bis 75% der akut infizierten Patienten deutlich höher [6]. Bei 4 bis 20% der Patienten entwickelt sich eine HCV-assoziierte Zirrhose mit einem 1- bis 4-prozentigen Risiko pro Jahr für die Entstehung eines HCC.

Eine Therapieindikation der chronischen HCV-Infektion besteht prinzipiell bei allen Patienten mit bereits manifester Leberzirrhose, wenn keine Kontraindikationen vorliegen. Insbesondere ist bei der kompensierten Leberzirrhose im Stadium Child-Pugh A die Indikation zur antiviralen Therapie zu prüfen, da sich bei Fortschreiten der Lebererkrankung und Dekompensation meist Kontraindikationen (insbesondere eine Thrombopenie, eine ausgeprägte portale Hypertension, eine Synthesestörung und eine Hyperbilirubinämie) entwickeln. Dennoch ist auch bei Patienten mit fortgeschrittener Leberzirrhose und gegebenenfalls sogar bei Patienten mit bereits bestehender Indikation zur Leber-

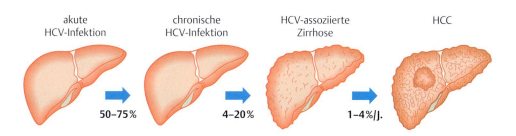

Abb. 5.2 Entwicklung der Hepatitis-C-Infektion zum hepatozellulären Karzinom (mod. nach [2]).

transplantation zu erwägen, eine antivirale Therapie einzuleiten.

Aufgrund deutlicher Fortschritte in der Entwicklung antiviraler Medikamente hat sich das Behandlungsregime in den vergangenen Jahren deutlich verändert und ist durch weitere Neuentwicklungen im Fluss. Die Betreuung der Patienten sollte daher im Idealfall in einem spezialisierten Zentrum erfolgen, damit ein Vorgehen nach den aktuellen Standards gesichert ist. Bis Anfang 2014 üblich war beim Genotyp 1 eine Tripletherapie mit pegyliertem Interferon-α sowie Ribavirin und einem Proteaseinhibitor wie Boceprevir oder Telaprevir, allerdings kann dieses Regime zu ausgeprägten Nebenwirkungen führen. Bei Patienten mit Genotyp 2/3 wurde eine duale Therapie mit pegyliertem Interferon und Ribavirin über 48 Wochen durchgeführt.

Eine Reihe von Kontraindikationen zur interferonhaltigen Tripletherapie sind zu beachten. Dazu gehören schwere Zytopenien (Thrombopenie < 50 Tsd/µl, Leukopenie < 1500 Tsd/µl, Anämie Hb < 8,5 g/dl), ein Malignom mit ungünstiger Prognose sowie schwerwiegende und symptomatische kardiopulmonale Erkrankungen und schwere aktive Autoimmunerkrankungen. Auch ein aktueller Alkoholabusus, ein unkontrollierter Drogenabusus sowie eine unbehandelte schwere psychiatrische Erkrankung sind als Kontraindikation anzusehen, ebenso eine akute Suizidalität des Patienten und das Vorliegen einer schweren akuten oder chronischen neurologischen Erkrankung.

Da die schwerwiegenden Nebenwirkungen im Rahmen der Therapie vorwiegend auf die Verwendung von Interferon zurückzuführen sind, ist eine interferonfreie Therapie insbesondere für Patienten mit einer bereits bestehenden Leberzirrhose anzustreben.

Mit der Zulassung des HCV-RNA-Polymeraseinhibitors Sofosbuvir Anfang 2014 ergeben sich neue vielversprechende Behandlungsoptionen der chronischen Hepatitis-C-Virusinfektion bei Patienten mit einer Leberzirrhose. So ist derzeit – Stand März 2014 – eine Triple-Therapie mit pegyliertem Interferon-α sowie Ribavirin und Sofosbuvir über 12 Wochen die wirksamste Therapie für Patienten mit einer Genotyp-1-Infektion [18]. Insbesondere für Patienten mit einer bereits bestehenden Leberzirrhose ist aber die Möglichkeit eines dualen Therapieregimes mit Sofosbuvir und Ribavirin relevant, das bei einer hohen Prozentzahl von Patienten eine dauerhafte Ausheilung unter Verzicht auf eine Interferontherapie bewirken kann.

So konnte im Rahmen der POSITRON-Studie im Rahmen einer 12-wöchigen Kombinationstherapie aus Sofosbuvir und Ribavirin bei zirrhotischen Patienten eine Ausheilungsrate von 94% (16/17) bei Patienten mit Genotyp-2-Infektion und eine Ausheilungsrate von 21% (3/14) bei Patienten mit Genotyp-3-Infektion erreicht werden. Bei vorbehandelten Genotyp-2-Patienten mit Leberzirrhose zeigte sich in der FUSION-Studie eine Ausheilungsrate von 60% (6/10) bei 12-wöchiger Kombinationstherapie und eine Ausheilungsrate von 78% (7/9) bei 16-wöchiger Therapiedauer. Eine Verlängerung der Therapiedauer auf 16 Wochen führte auch beim Genotyp 3 zu höheren SVR-Raten (61% [14/23]) in der FUSION-Studie, eine Verlängerung auf 24 Wochen führte sogar bei 94% (86/92) der zirrhotischen, nicht vorbehandelten Genotyp-3-Patienten und bei 60% (27/45) der zirrhotischen, vorbehandelten Patienten zu einer dauerhaften Viruselimination [9]. Im Gegensatz zu diesen in einem noch kleinen Patientenkollektiv erzielten hohen Heilungsraten bei Genotyp-2- und -3-Patienten mit Leberzirrhose liegen für den Genotyp 1 bislang nur wenige Erfahrungen im Rahmen einer 24-wöchigen interferonfreien Therapie mit Sofosbuvir und Ribavirin vor: In einer nicht vorbehandelten, HIV-koinfizierten Kohorte (PHOTON-1-Studie) kam es bei 60% (3/5) der zirrhotischen Patienten zu einer dauerhaften Ausheilung, in einer nicht vorbehandelten, HCV-monoinfizierten Kohorte (QUANTUM/11-1-0258) war eine dauerhafte Ausheilung bei 36% (4/11) der Patienten mit Leberzirrhose zu beobachten. Die antivirale Therapie wurde überwiegend gut vertragen.

Auch wenn aktuell somit nur eine kleine Anzahl von Patienten erfolgreich mit einer interferonfreien Therapie behandelt wurde, besteht nun erstmals eine im Vergleich zur interferonbasierten Therapie aussichtsreiche, aber weniger nebenwirkungsreiche Behandlungsoption bei Patienten mit HCV-bedingter Leberzirrhose. Erfreulicherweise werden weitere Präparate direktwirksamer antiviraler Substanzen wie z.B. Faldaprevir, Simeprevir, Daclatasvir und Asunaprevir aktuell in fortgeschrittenen klinischen Studien geprüft, so dass sich die Perspektive weiterer schonender Behandlungsoptionen für das Patientenkollektiv der zirrhotischen

Hepatitis-C-Patienten in den nächsten Jahren weiter verbessern wird [10]. Somit sollte zum aktuellen Zeitpunkt die Indikation zur antiviralen Therapie streng gestellt werden.

Regelmäßige Überwachung

Wie bei der Hepatitis B ist auch bei der chronischen Hepatitis C eine regelmäßige Überwachung notwendig mit Kontrolluntersuchungen alle 3 bis 6 Monate. Diese sollten laborchemische Untersuchungen umfassen mit Bestimmung der Leberentzündungs- und Lebersyntheseparameter, des Blutbilds und der Prothrombinzeit. Es ist weiterhin eine regelmäßige Sonografie des Abdomens und AFP-Bestimmung zur Frühdetektion eines HCC indiziert und regelmäßig zu prüfen, ob eine Indikation für eine Lebertransplantation besteht. Die Patienten sind weiterhin auf die Notwendigkeit einer Alkoholabstinenz hinzuweisen.

Primär sklerosierende Cholangitis und primär biliäre Zirrhose

Die primär sklerosierende Cholangitis (PSC) und die primär biliären Zirrhose (PBC) stellen autoimmun vermittelte Erkrankungen mit primärer Beteiligung der Gallenwege dar. So ist die Erkrankung in den frühen Stadien meist auf die Gallenwege beschränkt und es kommt erst im Verlauf zu einer Beteiligung des Leberparenchyms, so dass relevante klinische Beschwerden wie zum Beispiel ein Pruritus häufig bereits vor der Entwicklung der Leberzirrhose auftreten. Bei der PSC besteht eine Assoziation mit chronisch entzündlichen Darmerkrankungen.

Bei der primär sklerosierenden Cholangitis bestimmen vor allem die sich mit dem Fortschreiten der Erkrankung entwickelnden Komplikationen die Behandlung. Mit zunehmender Krankheitsdauer kommt es zur Ausbildung ausgeprägter Gallengangstenosen, zur mechanischen Obstruktion und zu abdominellen Schmerzen, Pruritus, einem Ikterus, Fatigue und weiteren typischen Komplikationen der sich entwickelnden Leberzirrhose wie einer Splenomegalie, einem Aszites und Varizenblutungen [11].

Die therapeutischen Möglichkeiten sind eng limitiert. Behandelt wird die PSC üblicherweise mit Ursodeoxycholsäure (UDCA) in einer Dosierung von 15 bis 20 mg/kg KG. Die Gallensäure bessert die Leberwerte, allerdings konnte in Metaanalysen keine sichere Beeinflussung des Erkrankungsverlaufs und insbesondere keine Reduktion der Mortalität gesichert werden. Indiziert ist aber eine endoskopische Behandlung dominanter Gallengangstenosen per ERCP.

Patienten mit PSC bedürfen einer regelmäßigen Überwachung mit Kontrolluntersuchungen alle 3 bis 6 Monate, wobei auch das erhöhte Risiko der Entwicklung eines kolorektalen Karzinoms (bei Vorliegen einer chronisch entzündlichen Darmerkrankung [CED]) sowie eines Cholangiokarzinoms und auch die Entwicklung einer Osteoporose zu berücksichtigen sind. Beim Auftreten von Juckreiz sollte eine Behandlung der Symptome durch Antihistaminika, Colestyramin und eventuell Opiatantagonisten versucht und eine mechanische Cholestase ausgeschlossen werden. In den Laboruntersuchungen sollten die Leberentzündungs- und Lebersyntheseparameter, ein Blutbild sowie die Gerinnungswerte bestimmt werden. Indiziert ist eine regelmäßige sonografische Untersuchung des Abdomens und bei Patienten mit CED eine jährliche Koloskopie. Die Indikation zur Lebertransplantation sollte bei jeder Vorstellung überprüft werden, im Hinblick auf zusätzliche Listungspunkte sollte rechtzeitig an eine Listung gedacht werden und der Gewichtsverlauf, das Vorliegen dominanter Stenosen und etwaige bakterielle Cholangitiden gut dokumentiert werden [12, 13].

Bei der PBC wird ähnlich wie bei Patienten mit einer PSC eine frühzeitige Einleitung einer Therapie mit Ursodeoxycholsäure (UDCA, 12–15 mg/kg/d) empfohlen. Erfreulicherweise haben Studien eine Symptombesserung, Reduktion der Leberwerte und einer Verlangsamung des Progresses der Erkrankung gezeigt. In fortgeschrittenen Stadien stellt die PBC eine klassische Indikation für eine Lebertransplantation dar [14].

Im Frühstadium liegen oft kaum klinische Symptome wie Pruritus vor, jedoch kann es auch zu dem Auftreten einer Osteoporose, Hypercholesterinämie, zur Ausbildung von Xanthelasmen/Xanthomen und weiteren Autoimmunphänomenen (z. B. Hashimoto-Thyreoiditis, Sjögren-Syndrom) sowie zu Vitaminmangelerscheinungen kommen. In fortgeschrittenen Stadien kommt es zur Entwicklung einer Leberzirrhose und dem möglichen Auftreten von Komplikationen wie Ösophagusvarizen, Aszites, hepatischer Enzephalopathie oder einem hepatozellulären Karzinom. Sollte unter der Therapie mit UDCA Pruritus vorliegen, ist ein Therapieversuch mit Antihistaminika, Colestyramin und gegebenenfalls Opiatantagonisten indiziert.

Patienten mit einer PBC sollten regelmäßig hinsichtlich ihrer Leberwerte überprüft werden und alle 6 Monate sollte eine abdominelle Ultraschalluntersuchung durchgeführt werden und eventuell alle 1 bis 3 Jahre eine endoskopische Abklärung von Ösophagusvarizen. Die Indikation zur Lebertransplantation ist regelmäßig zu überprüfen. Patienten mit einer PBC sollten zudem regelmäßig auf das Vorliegen typischer extrahepatischer Komorbiditäten untersucht werden: Es wird empfohlen, jährlich die Schilddrüsenfunktion zu testen, eine Vitamindefizienz zu behandeln und osteoporotische Veränderungen alle 2 bis 4 Jahre zu evaluieren [14].

Autoimmunhepatitis

Die Autoimmunhepatitis (AIH) ist eine autoimmun vermittelte chronische Lebererkrankung mit primärer Schädigung des Leberparenchyms. Die Genese der Erkrankung ist noch inkomplett verstanden, verschiedene Auslöser wie zum Beispiel Virusinfektionen, Arzneimittel, erbliche Faktoren oder Umweltgifte werden diskutiert.

Bei der Autoimmunhepatitis besteht unabhängig vom Vorliegen einer Leberzirrhose generell eine Behandlungsindikation, wenn eine entzündliche Aktivität gegeben ist, bei erhöhten Transaminasen (zwingende Indikation bei > 10 × ULN; > 5 × ULN und erhöhtem Immunglobulin), bei histologischen Entzündungsmerkmalen und wenn die Patienten Symptome der AIH angeben. Ist dagegen keine Entzündungsaktivität nachweisbar, so ist keine Behandlung erforderlich. In der Praxis bestehen bei einer großen Zahl der Patienten mit bereits manifester Leberzirrhose laborchemische Hinweise auf Entzündungsaktivität und somit eine Behandlungsindikation.

Die Standardtherapie besteht in der Behandlung mit Prednison/Prednisolon mit einer initialen Do-

Autoimmunhepatitis: Medikation

Medikamente:	CAVE:
Prednison/Prednisolon initial 1 mg/kgKG Azathioprin (1–1,5 mg/kgKG)	Azathioprin nur, wenn Leukozyten >2,5 Tsd/µl, Thrombozyten >50 Tsd/µl, TMPT-Aktivität!

Therapieschema

Woche	Prednisolon (mg/d)	Azathioprin (mg/d)
1	70 (= 1 mg/kgKG)	
2	60	50
3	50	50
4	40	100*
5	30	100
6	25	100
7	20	100
8 + 9	15	100
10 + 11	12,5	100
ab W. 12	10	100

Abb. 5.3 Behandlung der Autoimmunhepatitis (mod. nach [15]).

sierung von 1 mg/kg KG sowie Azathioprin in einer Dosierung von 1 bis 1,5 mg/kg KG. Allerdings sind die Kontraindikationen der Immunsuppressiva zu beachten. Azathioprin sollte dabei nur verabreicht werden, wenn die Leukozyten 2,5 Tsd/µl übersteigen und die Thrombozyten über 50 Tsd/µl liegen und die TMPT-Aktivität geprüft wurde [15].

Normalisieren sich unter der Behandlung die Entzündungsparameter (AST/ALT, Bilirubin, IgG), so ist ein langsames Ausschleichen des Kortikoids gerechtfertigt. Die Behandlung mit Azathioprin sollte jedoch für mindestens 36 Monate fortgesetzt werden. Besteht eine Remission über mindestens 3 Jahre, kann ein Absetzen des Immunsuppressivums erwogen werden. Allerdings ist eine regelmäßige Überwachung der Patienten mit Kontrolluntersuchungen alle 3 bis 6 Monate erforderlich, wobei insbesondere auf Zeichen eines Krankheitsrückfalls zu achten ist.

Alkoholische Hepatitis

Patienten mit einer Leberzirrhose auf dem Boden ausgeprägten Alkoholkonsums (Frauen: > 20 g Alkohol/d, Männer: > 30 g Alkohol/d) haben bei fortgesetztem Alkoholkonsum eine deutlich reduzierte Überlebenswahrscheinlichkeit. Entscheidende Bedeutung für die Prognose hat daher eine Alkoholabstinenz, die rezidivierenden Dekompensationen, insbesondere einer akuten alkoholischen Steatohepatitis, vorbeugt und die Überlebensrate deutlich verlängert [16].

Patienten sollten daher hinsichtlich der Bedeutung des Alkoholkonsums für die Prognose der Lebererkrankung aufgeklärt werden und ggf. langfristig mit psychoedukativen Maßnahmen wie Anbindung an Selbsthilfegruppen und Suchtmediziner unterstützt werden [17]. Neben der günstigen Beeinflussung der Grunderkrankung ist die Alkoholkarenz über einen Zeitraum von ca. 12 Monaten nach wie vor Grundlage für eine mögliche Lebertransplantation.

Patienten mit alkoholischer Leberzirrhose weisen typischerweise eine unzureichende Ernährung und einen Mangel an Vitaminen und Mineralstoffen auf. Es ist daher auf eine ausreichende Kalorienzufuhr (ca. 35–40 kcal/kg KG/d, ca. 1,2–1,5 g/kg KG Protein/d) sowie eine Substitution von Vitaminen (insbesondere Vitamin B_1) und Mineralstoffen bei Mangelsymptomen zu achten. Die Nahrung sollte auf mehrere kleinere Mahlzeiten aufgeteilt werden und eine Nachtmahlzeit einschließen, um einer nächtlichen katabolen Stoffwechsellage vorzubeugen. Eine Kalorienrestriktion zur Prävention von Episoden einer hepatischen Enzephalopathie ist nicht indiziert und sollte nur noch in Phasen einer hepatischen Enzephalopathie und nur kurzzeitig in Erwägung gezogen werden.

Bei Patienten mit akuter Steatohepatitis kann der Schweregrad und die kurzfristige Mortalität mithilfe des Maddrey-Scores, MELD-Scores und des Glasgow Alcoholic Hepatitis Scores (GAH) abgeschätzt werden. Ein Therapieversuch mit Glukokortikoiden oder Pentoxyfillin ist bei Patienten mit schwerer alkoholischer Hepatitis (z.B. mit einem Maddrey-Score von > 32) zu erwägen.

Bei Patienten mit alkoholischer Leberzirrhose sollten halbjährliche Kontrollen der Leberwerte und jährliche Ultraschalluntersuchungen durchgeführt werden. Bei Vorliegen einer portalen Hypertension sollte eine endoskopische Abklärung von Ösophagusvarizen erfolgen. Die Indikation zur Lebertransplantation sollte regelmäßig geprüft und die psychosoziale Situation des Patienten optimiert werden.

Literatur

1. EASL Consensus Statement. J Hepatol 2003; 39: S3–S25
2. DGVS S3-Leitlinie. Z Gastroenterol 2011; 49: 871–930
3. Wong GL et al. Hepatology 2013; Feb 6. DOI: 10.1002/hep.26301
4. Marcellin P et al. Lancet 2013; 381: 468–475
5. Lee MH et al. Hepatology 2013; Mar 15, DOI: 10.1002/hep.26385
6. Hajarizadeh B et al. Nat Rev Gastroenterol Hepatol 2013; Jul 2. DOI: 10.1038/nrgastro.2013.107
7. BNG 2012 & Z Gastroenterol 2012; 50: 57–72
8. Hecode C et al. Hepatology 2012; 56 (Suppl. S1): 317A
9. Jacobsen IM et al. N Engl J Med 2013; 368: 1867–1877
10. Schinazi R et al. Liver Int 2014; 34 (Suppl. 1): 69–78
11. Weismüller TJ et al. Best Pract Res Clin Gastroenterol 2011; 25
12. EASL-Guideline. J Hepatol 2009; 51: 237–267
13. Wiencke K et al. Clin Res Hepatol Gastroenterol 2011; 35: 786–991
14. Lindor KD et al. Hepatology 2009; 50: 291–308
15. Lohse AW et al. J Hepatology 2011; 55: 171–176
16. Verrill C et al. Addiction 2009; 104: 768–774
17. Friedmann PD et al. N Engl J Med 2013; 368: 365
18. Koff RS. Aliment Pharmacol Ther 2014; 39: 478–487

Teil II:
Die dekompensierte Leberzirrhose – Komplikationen und Behandlung

6 Portaler Hypertonus und gastroösophageale Varizen

Matthias Dollinger, Ulm

> Die portale Hypertension stellt eine gravierende Komplikation der Leberzirrhose dar. Der Pfortaderhochdruck signalisiert den Übergang von der kompensierten in die dekompensierte Zirrhose und ist assoziiert mit einem erheblichen Risiko für das Auftreten von Ösophagusvarizenblutungen, Aszites und einer hepatischen Enzephalopathie.

Eine portale Hypertension besteht, wenn der Blutdruck in der V. portae längerfristig den physiologischen Bereich von 0 bis 5 mmHg überschreitet. Eine klinisch relevante portale Hypertension mit dem Risiko von Varizenblutungen, eines Aszites oder einer hepatischen Enzephalopathie liegt ab einem Druck von mehr als 10 bis 12 mmHg vor [1].

Das Vorliegen einer portalen Hypertonie gibt Hinweise auf den Verlauf der Leberzirrhose und auf das Mortalitätsrisiko. So gehen ein erhöhter Lebervenenverschlussdruck wie auch die daraus resultierenden Komplikationen mit einer verschlechterten Prognose einher.

Diagnostik der portalen Hypertonie

Da die portale Hypertonie nur invasiv zu bestimmen ist, werden zur Beurteilung heutzutage Surrogatmarker herangezogen. Dazu gehören zum einen bereits vorliegende Komplikationen wie Aszites oder Varizen sowie Hautzeichen wie die Spider-Naevi. Hinweise auf einen Pfortaderhochdruck liefert aber auch der Ultraschall, wenn eine Umkehr des Pfortaderflusses und eine Rekanalisation der Umbilikalvene darstellbar sind. Genauer aber ist die portale Hypertension über eine Be-

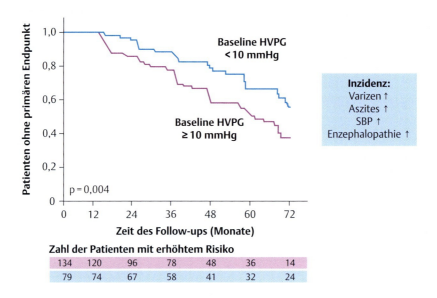

Abb. 6.1 Komplikationen abhängig vom Pfortaderdruck (mod. nach Groszmann RJ et al. N Engl J Med 2005; 353: 2254–2261; Abraldes JG et al. Hepatology 2003; 37: 902–908).

stimmung des Lebervenendruckgradienten zu diagnostizieren.

Epidemiologie der Varizen

Bei der Erstdiagnose einer portalen Hypertension sind bei 40 bis 85% der Patienten mit Leberzirrhose bereits Varizen nachweisbar. Das Risiko der Entwicklung neuer, respektive großer Varizen liegt generell bei etwa 8%, das Auftreten von Varizenblutungen beträgt 5 bis 15% bei einer ca. 20%igen Mortalität. In rund 60% der Fälle ist mit einer Rezidivblutung innerhalb von 1 bis 2 Jahren zu rechnen.

Primärprophylaxe der Varizenblutung

Dem Screening auf Varizen sowie der Primärprophylaxe von Blutungen kommt vor diesem Hintergrund eine hohe Bedeutung zu. Ein endoskopisches Screening auf Varizen ist daher generell indiziert bei der Erstdiagnose der Zirrhose, bei kompensierter Zirrhose alle 2 bis 3 Jahre sowie bei der dekompensierter Zirrhose jährlich.

Von besonderer klinischer Bedeutung sind in Folge des häufigen Auftretens Ösophagusvarizen (Grad I–IV). Davon abgesehen ist nach gastralen, aber auch nach rektalen Varizen zu fahnden und nach ektopen Varizen, die vom Dünndarm bis zum Kolon auftreten können.

Werden keine Varizen nachgewiesen, sollte eine Kontrolle in etwa 2 Jahren erfolgen – eine prophylaktische pharmakologische Therapie verhindert die Ausbildung von Varizen nicht [1]. Zur Verfügung stehen primär nicht selektive Betablocker wie Propranolol, Nadolol sowie Carvedilol. Die Medikamente führen zu einer Verminderung des portalvenösen Einstroms durch eine Vasokonstriktion der splanchnischen Arteriolen und eine Senkung des Herzzeitvolumens. Die Dosierung der Wirkstoffe wird anhand der Senkung der Herzfrequenz titriert, wobei diese etwa 25% betragen sollte. Propranolol reduziert dabei den hepatovenösen Druckgradienten (HVPG) um 9 bis 23%. Idealerweise sollte ein HVPG < 12 mmHG oder ein Abfall um 20% erzielt werden, was allerdings eine engmaschige Überwachung des Patienten voraussetzt.

Eine weitere Möglichkeit der Primärprophylaxe stellt die endoskopische Bandligatur dar, die bei einem Varizengrad II bis IV indiziert ist und insbesondere bei Unverträglichkeit von Betablockern angezeigt ist. Das Verfahren wird mit einem Multibandligator durchgeführt, wobei in der Regel 4 bis maximal 10 Ligaturen im distalen Ösophagusdrittel gesetzt werden. Eine komplette Varizeneradikation

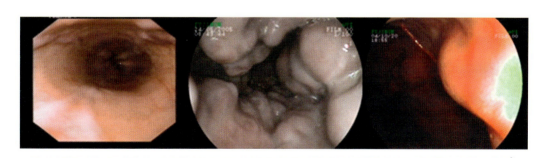

Abb. 6.2 Risikovarizen.

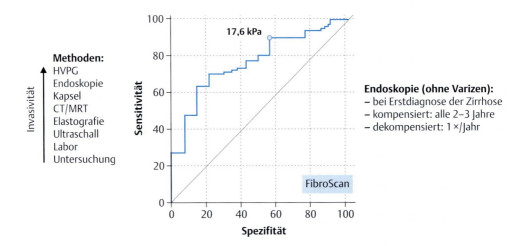

Abb. 6.3 Screening-Empfehlungen (mod. nach Vizutti F et al. Hepatology 2007; 45: 1290–1297).

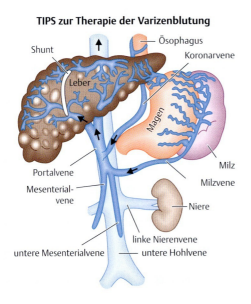

Abb. 6.4 Umgehungskreislauf bei portaler Hypertonie (mod. nach Henderson JM et al. Gastroenterology 2006; 130: 1643–1651).

bei Ligaturtherapie alle 2 bis 4 Wochen wird im Allgemeinen nach 2 bis 4 Sitzungen erreicht, das Verfahren ist im Vergleich zur Sklerotherapie komplikationsarm.

Das Risiko für Rezidivblutungen aus Ligaturulzera liegt aktuellen Daten zufolge bei 3,5 %, wobei die Blutung im Mittel 13,5 Tage nach Ligatur auftritt [2]. Es ist daher während der Therapie die Verabreichung eines Protonenpumpenhemmers zur rascheren Abheilung von Ligaturulzera indiziert.

Außerdem sind regelmäßige endoskopische Kontrollen mit gegebenenfalls erneuter Ligaturtherapie beim Auftreten von Rezidivvarizen unerlässlich.

Liegen große gastrische Varizen vor, so kann eine Histoacrylinjektion zur Primärprophylaxe erwogen werden.

Behandlung der akuten Varizenblutung

Kommt es zur akuten Varizenblutung, so bedürfen die Patienten einer intensivmedizinischen Behandlung. Bereits bei Verdacht auf eine akute Varizenblutung sind Vasopressin-Analoga (Terlipressin oder Somatostatin) zu verabreichen, wobei die Behandlung bei Bestätigung der Blutung für 3 bis 5 Tage fortzuführen ist. Die Wirkstoffe bewirken eine Konstriktion der Splanchnikusgefäße und senken so den Pfortaderfluss und damit die Durchblutung der Umgehungskreisläufe. Die Vasokonstriktion führt darüber hinaus zur Kreislaufstabilisierung und verbessert die Nierendurchblutung.

Durch die Kombination der endoskopischen Behandlung mit der pharmakologischen Therapie kann einer Metaanalyse von 8 kontrollierten Stu-

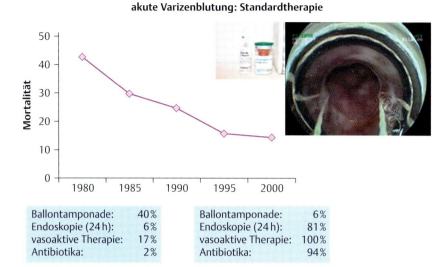

Abb. 6.**5** Behandlung akuter Varizenblutungen (mod. nach Carbonell N et al. Hepatology 2004; 40: 652–659).

dien zufolge zudem eine verbesserte Blutungskontrolle erwirkt werden [3]. Dabei wird üblicherweise zunächst Terlipressin in einer Dosierung von 1 bis 2 mg als Bolus verabreicht, die Injektion wird innerhalb der ersten 72 Stunden alle 4 bis 6 Stunden wiederholt. Alternativ kann Terlipressin kontinuierlich via Perfusor verabreicht werden. Innerhalb von 12 Stunden nach dem Blutungsereignis sollte die endoskopische Behandlung erfolgen entweder als Ligaturbehandlung oder als Sklerotherapie.

Bei Blutungen aus gastrischen Varizen ist die Injektion von n-Butyl-2-Cyanoacrylat oder Histoacryl® in die blutende Varize Standard.

In jedem Fall sollte frühzeitig mit einer antibiotischen Prophylaxe (z.B. Cephalosporin der 3. Generation) begonnen werden, die zwar kaum Einfluss auf die Reblutungsrate zeigt, aber protektiv vor Entwicklung eines subsequenten renalen Versagens schützt.

Kommt es trotz der geschilderten Maßnahmen nicht innerhalb von 6 Stunden zur Stabilisierung oder tritt innerhalb von 72 Stunden bereits eine Rezidivblutung auf, ist das Legen einer Ballontamponade oder alternativ eines selbst expandierenden Metallstents angezeigt. Es ist ferner eine Versorgung mit einem früh elektiven transjugulären intrahepatischen portosystemischen Shunt (TIPS)

in Erwägung zu ziehen. Durch diese Maßnahme ist einer prospektiven Studie zufolge in mehr als 90% der Fälle eine Hämostase zu erzielen [4].

Akute Varizenblutung: Algorithmus
(Abb. 6.**6**)

Sekundärprophylaxe der Varizenblutung

Standard bei der Sekundärprophylaxe akuter Varizenblutungen ist die Kombination der Ligaturtherapie und der Gabe eines nicht selektiven Betablockers. Für dieses Regime wurde im Rahmen einer Metaanalyse der verfügbaren Daten eine Reduktion der Gesamtblutungsrate im Vergleich mit einer alleinigen endoskopischen Behandlung belegt [5,6] Die kombinierte Prophylaxe mindert zudem die Rezidivblutungsrate sowie das Auftreten von Rezidivvarizen nach Eradikation [5]. Liegt eine Betablocker-Unverträglichkeit vor, so besteht die Sekundärprophylaxe in einer alleinigen endoskopischen Ligaturtherapie.

Bei gastrischen Varizen kann zur Sekundärprophylaxe die Injektion von n-Butyl-2-Cyanoacrylat oder Histoacryl® bis zur Varizeneradikation erwogen werden.

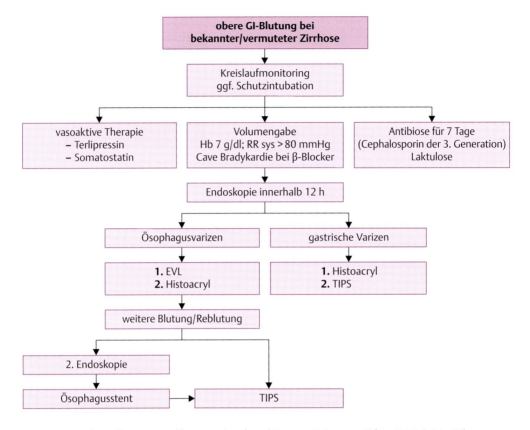

Abb. 6.6 Behandlung akuter Varizenblutungen (mod. nach Denzer U. Gastro up2date 2013; 2: 81–94).

Widersprüchlich sind bislang die Daten zur TIPS-Anlage in der Sekundärprophylaxe. Es wird eine niedrigere Rezidivblutungsrate im Vergleich zur endoskopischen Sekundärprophylaxe berichtet und auch eine niedrigere blutungsassoziierte Mortalität [7]. Deutlich höher aber war in der Studie die Rate einer neu diagnostizierten hepatischen Enzephalopathie. Die TIPS-Anlage ist vor dem Hintergrund der derzeit vorliegenden Daten somit vorerst als Reservestrategie bei geeigneten Patienten, also vor allem Patienten mit ausreichender Lebersyntheseleistung, ohne Pfortaderthrombose und ohne höhergradige Enzephalopathie anzusehen.

Ektope Varizen

Rektale Varizen stellen die häufigste Lokalisation ektoper Varizen dar und werden im Falle einer aktiven Blutung endoskopisch mittels Histoacrylinjektion behandelt oder bei Versagen chirurgisch umstochen. Varizen im Duodenum oder Kolon können ebenfalls mit Histoacryl injiziert werden, eine TIPS-Anlage sollte jedoch in jedem Fall zur Rezidivblutungsprophylaxe diskutiert werden. Einen Sonderfall stellt die portal-hypertensive Gastropathie dar. Sie muss vom GAVE-Syndrom (Gastric Antral Vascular Ectasia oder Wassermelonenmagen) unterschieden werden, die vorrangig das Antrum ventriculi betrifft und ebenfalls gehäuft bei portaler Hypertension auftritt. Diese kann endoskopisch mit einem Argon-Plasma-Beamer koaguliert werden. Für die echte portal-hypertensive Gastropathie, die im gesamten Magen auftritt, existieren dagegen nur unzureichend Daten. Zwar werden in der Routine Betablocker zur Senkung des portalen Hypertonus eingesetzt, die Anlage eines TIPS scheint aber in bisherigen Erfahrungen die Blutungsrate nicht zu senken.

Pfortaderthrombose

Pfortaderthrombosen als Komplikation der Leberzirrhose sind in den letzten Jahren zunehmend in den Focus neuerer Forschung gerückt, da sie zu einer oftmals finalen Dekompensation der hepatischen Funktion führen. Zwar leiden die Patienten auf den ersten Blick unter einer Einschränkung der Gerinnung mit niedrigem Quick und Thrombopenie, jedoch neigen sie nichtsdestotrotz vermehrt zu Thrombosen, insbesondere im Zuflusssystem der Pfortader. Auch bei Patienten ohne Leberzirrhose können aufgrund einer hereditären Gerinnungsstörung, bei hämatologischen Erkrankungen oder als Komplikation eines Umbilikalvenenkatheters bei Neugeborenen Pfortaderthrombosen mit Umgehungskreisläufen auftreten. Während Letztere Kandidaten für eine radiologische Milzteilembolisation bzw. chirurgische Splenektomie oder splenokavale Shunt-Anlage sind, sollten die Patienten mit Zirrhose zuerst für eine oftmals noch durchführbare TIPS-Anlage evaluiert werden. Ist dies anatomisch nicht mehr möglich, wird heute laut neuester Studienlage eine Antikoagulation mit Heparin empfohlen, da Varizenblutungen nicht häufiger auftreten. Eine Bestätigung dieser Ergebnisse durch große randomisierte Untersuchungen steht allerdings noch aus.

Literatur

1 Groszmann RJ et al. N Engl J Med 2005; 353: 2254–2261
2 Vanbiervliet G et al. Aliment Pharmacol Ther 2010; 32: 225–232
3 Rafael Banares R et al. Hepatology 2002; 35: 609–615
4 García-Pagán JC et al. N Engl J Med 2010; 362: 2370–2379
5 Gonzalez R et al. Ann Intern Med 2008; 149: 109–122
6 Thiele M et al. Aliment Pharmacol Ther 2012; 35: 1155–1165
7 Zheng M et al. J Clin Gastroenterol 2008; 42: 507–516
8 Abraldes JG et al. Hepatology 2003; 37: 902–908

7 Aszites und spontan bakterielle Peritonitis

Beate Appenrodt, Frank Lammert, Homburg

Bei rund zwei Drittel der Patienten mit Aszites ist die Ursache eine chronische Lebererkrankung. Häufig entwickelt sich der Aszites als Komplikation einer Leberzirrhose und signalisiert einen schweren Verlauf der Erkrankung. Mittels diagnostischer Punktion ist eine spontan bakterielle Peritonitis (SBP) abzuklären. Die Behandlung des Aszites erfolgt initial mittels diuretischer Therapie, beim refraktären Aszites sind großvolumige Aszites-Parazentesen und gegebenenfalls die Anlage eines transjugulären intrahepatischen portosystemischen Shunts (TIPS) notwendig.

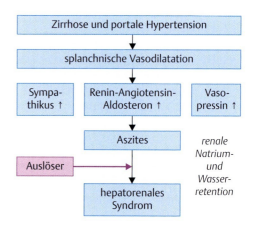

Abb. 7.1 Pathogenese des hepatorenalen Syndroms.

Etwa 60% der Patienten mit kompensierter Leberzirrhose entwickelt im Verlauf von 10 Jahren Aszites als Komplikation der Leberzirrhose [1]. Der Aszites signalisiert einen schweren Krankheitsverlauf und eine eingeschränkte Prognose. So liegt die Mortalität bei 50% nach Entwicklung von Aszites bezogen auf die folgenden 2 bis 3 Jahre.

Bei der Leberzirrhose kommt es durch die portale Hypertension zur Ausbildung von Aszites. Die Pathogenese basiert unter anderem auf der splanchnischen Vasodilatation und der damit verbundenen Aktivierung des Sympathikus sowie des Renin-Angiotensin-Aldosteron-Systems (RAAS). Bei einem weiteren Fortschreiten der Schwere der Leberzirrhose kann sich dann auch ein hepatorenales Syndrom (HRS) als Folge dieser pathophysiologischen Kaskade bilden.

Diagnostik des Aszites

Bei jedem erstmalig aufgetretenen Aszites ist eine diagnostische Punktion indiziert [2].
Die Indikation zur Punktion besteht:
- bei jedem neu aufgetretenen Aszites
- bei akuter Verschlechterung der Leberfunktionsparameter und
- bei nicht elektiver stationärer Aufnahme.

Keine Punktion ist hingegen notwendig bei ambulanten stabilen Patienten mit Leberzirrhose und Aszites, da die Prävalenz einer SBP bei diesen Patienten gering ist [2].

Die Aszitespunktion sollte im linken unteren Quadranten nach sonografischer Festlegung der Punktionsstelle erfolgen. Bei regelmäßigen großvolumigen Parazentesen kann auch ohne sonografische Festlegung punktiert werden. Die Punktion ist vonseiten der Gerinnungswerte möglich bis zu folgenden Grenzen:
- Thrombozyten bis 20 G/l und/oder
- INR bis 2,5 und/oder
- PTT bis 2-fach der Norm.

Von wenigen Ausnahmen abgesehen ist eine prophylaktische Gabe von Gerinnungsfaktoren sowie Thrombozyten vor der Punktion nicht erforderlich. Ausnahmen dieser Regel sind eine disseminierte intravasale Koagulopathie, Thombozyten unter 20 G/l, ein INR von mehr als 2,5 oder eine 2-fach verlängerte PTT [2].

Bei der Initialdiagnostik des Aszites sollten eine Bestimmung der Zellzahl und eine Zelldifferenzierung erfolgen. Liegt die Zellzahl über 500/µl, so ist

Tabelle 7.1 Grenzen der Gerinnungswerte vor Punktion. Eine Aszitespunktion kann bis zu folgenden Grenzen durchgeführt werden: Thrombozyten < 20 G/l und/oder INR > 2,5 und/oder PTT > 2-fach (mod. nach [13]).

PTT	Blutungskomplikationsrate (Definition: Hb-Abfall > 2 g/dl)
normal	4,2 %
< 1,5-fache Verlängerung	2,3 %
1,5–2-fache Verlängerung	2,2 %

Thrombozyten (G/l)	Blutungskomplikationsrate (Definition: Hb-Abfall > 2 g/dl)
> 100	3,0 %
50–99	2,7 %
25–49	8,0 %
< 20	0 (n = 2!)

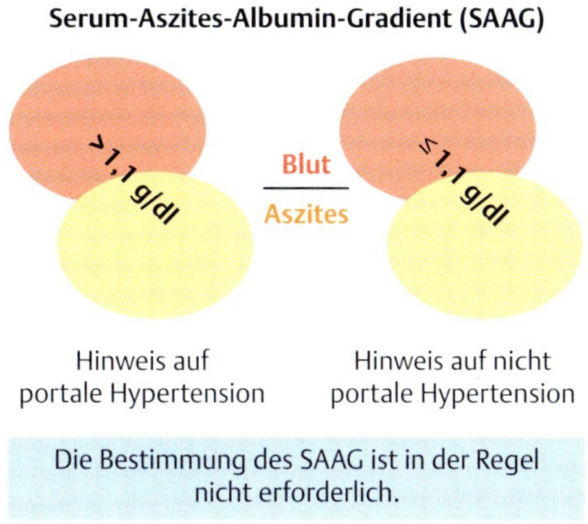

Serum-Aszites-Albumin-Gradient (SAAG)

Hinweis auf portale Hypertension (> 1,1 g/dl) — Hinweis auf nicht portale Hypertension (≤ 1,1 g/dl)

Die Bestimmung des SAAG ist in der Regel nicht erforderlich.

Abb. 7.2 Serum-Aszites-Albumin-Gradient (mod. nach Gerbes et al. S3-Leitlinien. Z Gastroenterol 2011).

dies als Hinweis auf eine SBP oder eine sekundäre Peritonitis zu werten.

Allerdings bleibt der diagnostische Goldstandard der SBP die Bestimmung der neutrophilen Granulozyten im Punktat. Somit ist die manuelle oder auch maschinelle Zelldifferenzierung zur Quantifizierung der Granulozytenzahl im Aszites bedeutsam [2].

Zu bestimmen ist ferner das Gesamteiweiß im Aszites, da es ein Maß für die Opsonierungsfähigkeit bakterieller Bestandteile im Aszites darstellt und Hinweise auf das Risiko, eine SBP zu entwickeln, geben kann. So ist ein Gesamteiweiß von weniger als 1,5 g/dl mit einem erhöhten Risiko einer SBP assoziiert [3]. Das Kriterium kann zur Identifizierung von Patienten, die von einer antibiotischen Primärprophylaxe profitieren, genutzt werden [2].

Weiterhin kann die Bestimmung des Serum-Aszites-Albumin-Gradienten (SAAG), also die Differenz zwischen der Albuminkonzentration im Serum und im Aszites, Hinweise bezüglich der Genese des Aszites geben. Die Untersuchung kann zur Differenzierung zwischen kardialem und zirrhotischem Aszites dienen. Ein SAAG > 1,1 g/dl spricht mit einer Treffsicherheit von 97 % für eine portale Hypertension als Ursache des Aszites. Die zusätzliche Bestimmung des Gesamteiweiß kann zur weiteren Differenzierung von kardialem Aszites genutzt werden (SAAG > 1,1 g/dl, Eiweiß im Aszites > 2,5 g/dl) [2,4].

Besteht der Verdacht auf eine SBP, so ist zusätzlich eine mikrobiologische Diagnostik mit Beimpfung von aeroben und anaeroben Kulturflaschen mit Aszitespunktat und Blut indiziert. Die bakterielle Besiedlung des Aszites ist als Hinweis auf eine Infektion zu werten, aus dem Punktat kann ein Antibiogramm erstellt und dann gezielt antibiotisch behandelt werden. Ein positiver Keimnachweis in der Kultur findet sich jedoch nur in 30–50 %. Das Verfahren ist aufgrund häufig falsch negativer Kulturergebnisse daher als alleiniges diagnostisches Kriterium nicht zuverlässig genug, um eindeutig eine SBP zu diagnostizieren [2].

Eine Alternative ist die Bestimmung der bakteriellen DNA im Aszites mittels Polymerase-Kettenreaktion-Verfahren (PCR) [5]. Die klinische Wertigkeit des Verfahrens ist derzeit jedoch noch nicht endgültig zu beurteilen, da Studien an größeren Kollektiven bislang noch fehlen. Der Nachweis bakterieller DNA ergibt derzeit keine Zusatzinformationen im Hinblick auf die SBP oder das Mortalitätsrisiko der Patienten. Die Untersuchung stellt daher zusammenfassend zurzeit kein Routineverfahren bei der Aszitesdiagnostik dar [2].

Therapie des Aszites

Eine Behandlung ist indiziert, sobald ein klinisch nachweisbarer Aszites vorliegt. Ziel der Behandlung ist die symptomatische Kontrolle, nicht aber das völlige Verschwinden des Aszites.

Die Patienten bedürfen generell einer eiweißreichen Ernährung. Die empfohlene Eiweißzufuhr liegt bei 1,2 bis 1,5 g/kg/Tag [2].

Die Patienten sollten außerdem über die Bedeutung einer natriumarmen Ernährung aufgeklärt werden. Nur bei schwer mobilisierbarem sowie refraktärem oder rezidivierendem Aszites ist eine Natriumrestriktion auf unter 5 g/Tag angezeigt und bei Vorliegen einer Hyponatriämie auch eine Begrenzung der Flüssigkeitszufuhr auf maximal 1,5 l/Tag.

Bei unzureichender Aszitesmobilisation ist ferner eine diuretische Therapie indiziert, wobei die Gabe eines Schleifendiuretikums und gegebenenfalls auch eines Aldosteron-Antagonisten empfohlen wird. Bei ausgeprägtem oder bereits länger bestehendem Aszites kann schon initial eine Kombinationstherapie mit einem Schleifendiuretikum wie Furosemid und einem Aldosteron-Antagonist wie Spironolacton begonnen werden. Die Initialdosis von Spirolonacton beträgt 100 mg/d, die Maximaldosis 400 mg/d. Furosemid ist in einer Initialdosis von 20–40 mg/d zu verabreichen bei einer Maximaldosis von 160 mg/d. Empfohlen wird ein Spironolacton-Furosemid-Verhältnis von 100 mg/40 mg oder 200 mg/80 mg [2].

Ein Therapieansprechen liegt vor bei einem Gewichtsverlust von mehr als 500 g/d respektive mehr als 1000 g/d bei zusätzlichen Beinödemen.

Resultiert eine ausreichende Mobilisierung des Aszites, so kann die diuretische Behandlung reduziert werden.

Von einem Versagen der diuretischen Therapie ist auszugehen, wenn der Gewichtsverlust unter 500 g/d liegt oder wenn Komplikationen unter diuretischer Therapie auftreten. Hierzu gehören beispielsweise eine hepatische Enzephalopathie, Elektrolytstörungen und hierbei insbesondere eine Hyponatriämie oder Anstieg der Nierenretentionsparameter. In Studien gezeigt ist eine Besserung der Hyponatriämie bei einer Kombination von Spironolacton und einem Vaptan, allerdings gibt es hierzu bislang kaum Daten für die klinische Praxis. Eine weitere mögliche Komplikation ist das Auftreten einer Gynäkomastie unter Aldosteron-Antagonisten, der in einem solchen Fall durch Xipamid ersetzt werden kann.

Therapie des refraktären Aszites

Ein refraktärer oder intraktabler Aszites liegt vor, wenn der Patient eine Diuretikaresistenz zeigt, also auf hochdosierte Diuretika sowie eine Natriumrestriktion nicht adäquat anspricht, oder wenn eine Kontraindikation für Diuretika besteht, beispielsweise aufgrund der Entwicklung einer hepatischen Enzephalopathie oder einer Hyponatriämie. Ein rezidivierender Aszites ist demgegenüber definiert als Aszites, der trotz Natriumrestriktion und Diuretikagabe in ausreichender Dosierung mindestens 3-mal in einem Jahr aufgetreten ist.

Indiziert ist in solchen Fällen eine großvolumige Aszitespunktion. Es handelt sich dabei um ein relativ sicheres Verfahren, das nicht selten alle 2 bis 3 Wochen angewandt werden muss. Zu bedenken ist dabei die Möglichkeit einer Post-Parazentese-induzierten zirkulatorischen Dysfunktion, also einer Verminderung des effektiven zentralen Blutvolumens als Folge der Stimulation vasokonstriktorischer Systeme wie dem RAAS [6]. Es besteht ferner das Risiko einer Verschlechterung der Nierenfunktion. Als Prophylaxe dient die intravenöse Gabe von Albumin bei Punktionen von mehr als 5 Liter Punktat. Als Dosierung werden dabei 8 g Albumin pro Liter Punktat empfohlen [2].

Lässt sich der Aszites so nicht beherrschen, so ist die Anlage eines transjugulären intrahepatischen portosystemischen Shunts (TIPS) indiziert. Weitere Indikationen für den TIPS sind ein Hydrothorax, ein hepatorenales Syndrom oder portal-hypertensive Blutungen. Die TIPS-Anlage bewirkt in aller Regel eine Reduktion des zentralen effektiven Herzvolumens, eine Verbesserung der Natriumexkretion und Nierenfunktion [7]. Allerdings muss stets geprüft werden, ob möglicherweise Kontraindikationen für die Maßnahme vorliegen [2]. Dazu gehören
- eine rezidivierende, chronische hepatische Enzephalopathie von mehr als Grad I,
- ein Serum-Bilirubin größer als 3 bis 5 mg/dl (Ausnahme: akute Dekompensation im Rahmen einer aktiven Ösophagus- oder Fundusvarizenblutung),

- eine kardiale Insuffizienz (NYHA > II; Ejektionsfraktion unter 40 %),
- eine pulmonale Hypertonie (mPAP > 45 mmHg),
- ein multifokales hepatozelluläres Karzinom,
- eine Zystenleber,
- eine Thrombose des Pfortadersystems (je nach Ausdehnung der Thrombose),
- eine unkontrollierbare Infektion/Sepsis.

Die Anlage eines TIPS stellt generell die gegenüber der Punktion effektivere Maßnahme dar. Sie senkt bei richtiger Patientenwahl das Mortalitätsrisiko, hat positive Auswirkungen auf die Lebensqualität und verringert das Risiko für Komplikationen wie etwa gastrointestinaler Blutungen, einer spontan bakteriellen Peritonitis oder eines hepatorenalen Syndroms [8]. Die TIPS-Anlage ist daher der wiederholten großvolumigen Aszitespunktion vorzuziehen, selbstverständlich unter Beachtung entsprechender Kontraindikationen.

Als noch relativ neue Therapieoption ist ferner die Implantation einer ALFA®-Pumpe zu erwägen, einer subkutan implantierten Pumpe, die den Aszites über eine Drainage in die Harnblase pumpt, quasi als „peritoneovesikaler Shunt". Indiziert ist die Implantation der Pumpe bei therapierefraktärem Aszites und Kontraindikationen zur TIPS-Anlage. Sie trägt zu einer Besserung der Lebensqualität und zur Reduktion der Anzahl der Punktionen bei [9].

Spontan bakterielle Peritonitis

Eine spontan bakterielle Peritonitis (SBP), also eine bakterielle Infektion des Aszites ohne identifizierbare abdominelle Infektquelle, liegt bei einer Granulozytenzahl im Aszites von mehr als 250/μl vor. In 30 bis 50 % der Fälle ist die Bakterienkultur positiv [2].

Die Behandlung erfolgt als empirische antibiotische Therapie mit einem Cephalosporin der dritten Generation, alternativ mit Amoxicillin/Clavulansäure oder einem Chinolon. Die Behandlung ist bei der unkomplizierten SBP per os möglich, wenn also
- kein Schock besteht,
- kein Ileus,
- keine gastrointestinale Blutung,
- keine schwere Enzephalopathie ≥ Grad II vorliegen und
- das Kreatinin niedriger als 3 mg/dl ist.

Die Behandlung sollte bei Bakteriennachweis als kalkulierte Therapie fortgeführt werden, die Therapiedauer sollte mindestens 5 bis 8 Tage betragen. Kommt es jedoch nicht innerhalb von 48 Stunden zu einem adäquaten Abfall der Zellzahl (> 25 %) oder einer Granulozytenzahl kleiner 250/μl, sollte das Antibiotikum gewechselt oder eine erneute Aszitespunktion durchgeführt werden [2].

Außerdem ist anschließend eine antibiotische Sekundärprophylaxe einzuleiten. Denn die Wahrscheinlichkeit, innerhalb eines Jahres erneut eine SBP zu entwickeln, liegt ohne Sekundärprophylaxe bei bis zu 68 % und wird durch die Gabe eines oralen Chinolons auf bis zu 20 % gesenkt [10]. Die Mortalität liegt bei 70 % in 2 Jahren. Nach jeder SBP ist deshalb eine antibiotische Prophylaxe angezeigt, wobei ein orales Chinolon empfohlen wird und alternativ Trimethoprim-Sulfamethoxzol. Die Maßnahme kann beendet werden bei fehlender Nachweisbarkeit des Aszites, deutlicher Verbesserung der Leberfunktion angesichts der zunehmenden Resistenzbildung unter antibiotischer Langzeitprophylaxe und nach Lebertransplantation.

Eine komplizierte SBP ist bei Vorliegen eines dieser Kriterien gegeben:
- hepatische Enzephalopathie II–III
- Schock
- Ileus
- gastrointestinale Blutung
- Bilirubin > 3 mg/dl.

Liegt eine solche Situation vor, so sollte zusätzlich Albumin gegeben werden und zwar in einer Dosierung von 1,5 g/kg an Tag 1 und 1 g/kg an Tag 3. Die prophylaktische Gabe von Albumin in dieser Risikokonstellation vermindert das Risiko eines hepatorenalen Syndroms und geht mit einer verminderten Mortaliät einher [11].

Eine Primärprophylaxe der SBP ist bei manifestem Aszites zu erwägen, wenn eine eingeschränkte Opsonierungsfähigkeit von bakteriellen Bestandteilen besteht. Die Primärprophylaxe ist sinnvoll bei einem Gesamteiweiß unter 1,5 g/dl. Sie sollte bei einem zusätzlichen Child-Pugh-Score über 9 und einem Bilirubin über 3 mg/dl oder einem Kreatinin von mehr als 1,2 mg/dl und einem Natrium unter 130 mmol/l durchgeführt werden. Empfohlen wird dabei die Prophylaxe mit einem oralen Chinolon [2]. Erste Daten sind vielversprechend, dass auch eine Primärprophylaxe mit Rifaximin

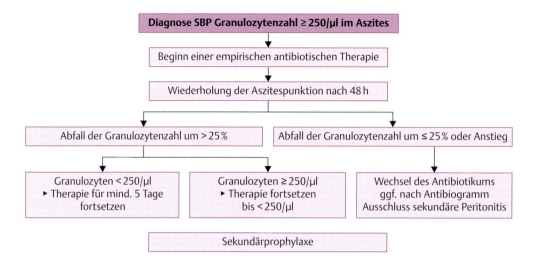

Abb. 7.3   Therapiealgorithmus der SBP (mod. nach Gerbes et al. S3-Leitlinien. Z Gastroenterol 2011).

(siehe Kapitel: Therapie der hepatischen Enzephalopathie) eine Risikoreduktion für das Auftreten einer SBP bewirken könnte [12].

Literatur

1. Ginés P et al. Hepatology 1987; 7: 122–128
2. Gerbes AL et al. Z Gastroenterol 2011; 49: 749–779
3. Runyon BA. Gastroenterology 1986; 91: 1343–1346
4. Dittrich S et al. Hepatogastroenterology 2001; 48: 166–168
5. Such J et al. Hepatology 2002; 36: 135–141
6. Simon DM et al. Hepatology 1987; 7: 423–429
7. Rössle M et al. Gut 2010; 59: 988–1000
8. Salerno F et al. Gastroenterology 2007; 133: 825–834
9. Bellot P et al. Hepatol 2013; 58: 922–927
10. Ginés P et al. Hepatology 1990; 12: 716–724
11. Sort P et al. N Engl J Med 1999; 341: 403–409
12. Hanouneh MA et al. J Clin Gastroenterol 2012; 46: 709–715
13. McVay PA, Toy PT. Lack of increased bleeding after paracentesis and thoracentesis in patients with mild coagulation abnormalities. Transfusion 1991; 31: 164–171

8 Hepatorenales Syndrom

Veit Gülberg, München

Das hepatorenale Syndrom (HRS) ist eine der gravierendsten Komplikationen der Leberzirrhose. Eine kausale Therapie ist lediglich durch eine Lebertransplantation möglich. Ist diese nicht zu realisieren, so liegt die mediane Überlebenszeit der Patienten je nach Krankheitsform bei nur wenigen Monaten.

Rund 20% der Patienten mit Leberzirrhose und Aszites entwickeln im Verlauf eines Jahres ein HRS. Innerhalb von 5 Jahren liegt die Wahrscheinlichkeit des Auftretens dieser besonders schweren Komplikation bei 40%.

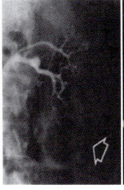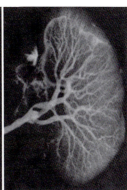

Abb. 8.**1** Renale Ischämie beim HRS (aus: Epstein M et al. Am J Me3d 1070; 49: 175–185).

Pathogenese: First und Second Hit

Ausgelöst wird die funktionelle, potenziell reversible renale Dysfunktion durch hämodynamische Veränderungen wie eine portale Hypertension, eine periphere arterielle Vasodilatation und die konsekutive Reduktion des effektiven arteriellen Blutvolumens. Es kommt dadurch zu einer neurohumoralen Aktivierung mit Stimulation des Renin-Aldosteron-Systems sowie des sympathischen Nervensystems, zur Natrium- und Flüssigkeitsretention und zur Manifestation eines Aszites und eines HRS.

Allerdings entwickelt nicht jeder Patient mit Leberzirrhose und Abnahme des effektiven arteriellen Blutvolumens ein HRS. Es müssen offensichtlich weitere Faktoren im Sinne eines „second hit" hinzukommen, die eine Verschlechterung der Nierenfunktion induzieren. Als potenzielle Auslöser werden eine spontan bakterielle Peritonitis diskutiert, eine großvolumige Parazentese ohne Albuminsubstitution sowie nephrotoxische Medikamente, eine ausgeprägte Cholestase und/oder eine gastrointestinale Blutung [1].

Aktuelle Diagnosekriterien

Die klinische Symptomatik des HRS ist weitgehend unspezifisch und geprägt von den Konsequenzen der Überwässerung. Es kommt zum abdominellen Spannungsgefühl als Folge des zunehmenden Aszites, zur Dyspnoe bei pulmonaler Stauung und zur zunehmenden Müdigkeit bis hin zur Somnolenz durch die Urämie. Bei der klinischen Untersuchung ist auf weitere Zeichen einer Urämie zu achten wie einem Fötor, Perikardreiben, Rasselgeräuschen und Beinödemen als Folge der Überwässerung.

Von einem HRS ist auszugehen, wenn folgende Diagnosekriterien erfüllt sind:
- Vorliegen einer Leberzirrhose mit Aszites,
- Serum-Kreatinin 1,5 mg/dl (133 µmol/l),
- keine Verbesserung des Serum-Kreatinins (Abfall auf ein Level von 1,5 mg/dl) nach mindestens 2 Tagen ohne diuretische Therapie und nach Volumenexpansion mit Albumin,
- keine Zeichen eines Schockes,
- keine Behandlung mit nephrotoxischen Medikamenten,
- keine parenchymatösen renalen Veränderungen, also keine Proteinurie 500 mg/d, keine Mikrohämaturie (50 Ery) und eine normale sonografische Nierendarstellung.

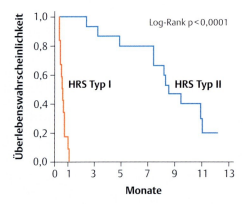
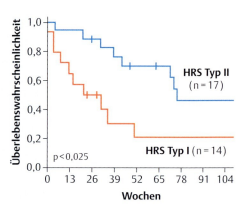

Abb. 8.2 Prognose der HRS-Typen (mod. nach Ruiz-Del-Arbol et al. Hepatol 2005; 42: 439–447).

Abb. 8.3 Überlebensraten nach TIPS (mod. nach Brensing KA et al. Gut 2000; 47: 288–295).

Differenzialdiagnostisch sind andere Ursachen einer Nierenfunktionsstörung auszuschließen wie beispielsweise ein nephrotisches Syndrom oder eine akute Tubulusnekrose.

Krankheitsformen: HRS I und II

Es ist zudem zwischen einem HRS Typ I und II zu unterscheiden. Als Typ II ist der diuretikarefraktäre Aszites klassifiziert, prognostisch deutlich ungünstiger ist der HRS Typ I als akute Krankheitsform mit rascher Progredienz der Verschlechterung der Leberfunktion sowie rascher Entwicklung einer Oligo- oder Anurie und hoher Mortalität bis 80 % innerhalb von 4 Wochen.

Die mediane Überlebenszeit von Patienten mit HRS Typ I beträgt etwa 1 Monat und von Patienten mit HRS Typ II etwa 7 Monate [2].

Therapie des HRS

Die einzige kurative Maßnahme des HRS ist die Lebertransplantation. Sie ist jedoch häufig infolge der langen Wartezeiten auf ein Spenderorgan und der auf wenige Monate limitierten Lebenserwartung der Patienten nicht zu realisieren. Ist eine Lebertransplantation möglich, so treten während des postoperativen Verlaufs häufiger Komplikationen auf als bei Patienten mit Leberzirrhose ohne renale Beteiligung.

Dennoch zielen die Therapieansätze beim HRS primär darauf ab, die Zeit der Patienten auf der Warteliste zu überbrücken (Bridging) und ihre Lebenserwartung zu verlängern, um eine Organtransplantation zu ermöglichen.

Als Behandlungsmaßnahmen kommen infrage:
- eine therapeutische Parazentese,
- Vasokonstriktoren plus Albumin,
- TIPS.

Zu der Frage, inwiefern durch die einzelnen Maßnahmen tatsächlich eine Lebensverlängerung erwirkt wird, fehlen bislang Daten aus größeren Studien. Es gibt Studiendaten zur Anlage eines transjugulären intrahepatischen portosystemischen Shunts (TIPS) mit 14 Patienten mit HRS Typ I und 17 Patienten mit HRS Typ II, die auf günstige Überlebenseffekte hinweisen [3].

Allerdings kann die klinische Situation des Patienten die Anwendung von TIPS limitieren. So ist das Verfahren kontraindiziert bei schwerer Leberinsuffizienz mit einem Bilirubin 5 mg/dl sowie einer hepatischen Enzephalopathie von Grad 2 und mehr.

Begrenzt sind auch die Therapieeffekte bei der extrakorporalen Albumindialyse (MARS, Molecular Adsorbents Recirculation System). Zwar gibt es aus früheren Studien Hinweise auf eine Verbesserung der Nierenfunktion bei Patienten mit Leberzirrhose und HRS, aktuelle Studien bestätigen dies jedoch nicht, sodass das Verfahren derzeit nur im Rahmen kontrollierter Studien empfohlen werden kann [4].

Auch die Empfehlung zu einer niedrig dosierten Dopamininfusion beim HRS ist derzeit in der Diskussion. Zwar resultiert eine verbesserte renale Durchblutung, eine Steigerung der glomerulären Filtrationsrate oder der Diurese konnte jedoch bei den Patienten nicht belegt werden.

Eine signifikante Besserung der glomerulären Filtrationsrate konnte dagegen für eine Dauerinfusion mit Ornipressin beim HRS Typ I dokumentiert werden. Auch für die Verabreichung von Terlipressin plus Albumin liegen günstige Daten vor. Die Ansprechrate liegt bei diesem Peptid bei etwa 58 %. Es wurde im Rahmen einer kontrollierten Studie eine Besserung der Nierenfunktion und auch ein Überlebensvorteil registriert [5]. Die Terlipressin-induzierte Besserung der Nierenfunktion wie auch des Child-Pugh-Scores ist dabei ein unabhängiger Prädiktor für einen günstigen Verlauf beim HRS [6].

Literatur

1 Epstein M et al. Am J Med 1970; 49: 175–185
2 Ruiz-Del-Arbol et al. Hepatology 2005; 42: 439–447
3 Brensing K et al. Gut 2000; 47: 288–295
4 Wong F et al. Gut 2010; 59: 381–388
5 Moreau R et al. Gastroenterology 2002; 122: 923–930
6 Cárdenas A et al. Frontiers in gastrointestinal Research. Basel: Karger; 2010

9 Hepatische Enzephalopathie

Joachim Labenz, Siegen

Zu den schwerwiegenden Komplikationen der Leberzirrhose gehört die hepatische Enzephalopathie (HE), die mit einem erheblichen Mortalitätsrisiko behaftet ist. Von hoher Relevanz ist bereits die häufig nicht erkannte minimale hepatische Enzephalopathie, die vermutlich bei rund der Hälfte der Patienten mit Leberzirrhose bereits vorliegt. Diese schleichende Form der HE geht mit deutlichen kognitiven Störungen einher und ist im Alltag mit beträchtlichen Gefahren für den Patienten verbunden.

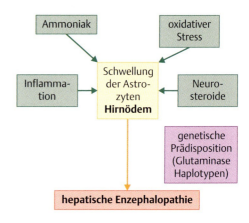

Abb. 9.1 Pathogenese der hepatischen Enzephalopathie (mod. nach Romero-Gomez et al. Ann Intern Med 2010).

Bei der hepatischen Enzephalopathie handelt es sich um eine neuropsychiatrische Komplikation bei Patienten mit akuten wie auch chronischen Lebererkrankungen. Die Störung kann mehr oder minder schwer verlaufen.

Sie manifestiert sich häufig zunächst als minimale hepatische Enzephalopathie (MHE), eine meist schleichend verlaufende Krankheitsform, die oft auch als subklinische oder latente HE bezeichnet wird. Die Patienten sind klinisch symptomfrei, weisen jedoch manifeste Störungen der ZNS-Funktion in psychometrischen Tests oder bei Anwendung elektrophysiologischer Testverfahren auf. Allerdings stellt die MHE noch eine Art Stiefkind in der Hepatologie dar, das bislang noch nicht die notwendige Beachtung erfährt.

Komplexe Pathogenese

Zentrale Bedeutung bei der Pathogenese der HE kommt einer Schwellung der Astrozyten und damit einem Hirnödem zu. Diese hat wiederum vielfältige Ursachen. In erster Linie zu nennen ist eine Störung des Ammoniakstoffwechsels auf Basis der gestörten Leberfunktion. Diese bedingt, dass das im Darm gebildete Ammoniak nicht wie beim Gesunden in der Leber verstoffwechselt werden kann. Durch die verminderte Entgiftung in der Leber kommt es zur Anreicherung im Gehirn, zur Freisetzung proinflammatorischer Zytokine, den sogenannten Neurosteroiden sowie zu vermehrtem oxidativem Stress.

Die Pathogenese ist multifaktoriell, die eingeschränkte Ammoniak-Metabolisierung wie auch die Entzündungsreaktionen sowie der oxidative Stress und die Neurosteroide bahnen der Schwellung der Astrozyten den Weg. Zudem gibt es Hinweise auf eine erhöhte genetische Prädisposition bei Vorliegen bestimmter Glutaminase-Haplotypen [1].

Diagnostische Verfahren

Einen Goldstandard der Diagnostik gibt es bei der HE nicht. Die Diagnostik basiert auf klinischen Scores, wie sie zum Beispiel in den West-Haven-Kriterien formuliert werden, sowie auf neuropsychometrischen Testverfahren wie den sogenannten Papier-Bleistift-Tests oder dem computergestützten „Inhibitory Control Test". Die zweite Säule der Diagnostik neben den neuropsychometrischen Verfahren stellen die neurophysiologischen Tests dar, wie zum Beispiel die Bestimmung der kritischen Flimmersequenz (Critical flicker frequency = CFF-Test) oder auch das EEG. Auch eine Smart-Phone App „Stroop" wurde bereits als diagnostisches Werkzeug validiert [22].

Darüber hinaus kommen zur Abklärung insbesondere aus differenzialdiagnostischen Erwägungen bildgebende Verfahren wie eine Kernspin- oder Computertomografie des Gehirns zum Einsatz.

Schweregrade der HE

Die HE sollte in Schweregrade eingeteilt werden. Gebräuchlich sind die West Haven-Kriterien, die entsprechend der klinischen Symptomatik 5 Krankheitsgrade unterscheiden:
- Grad 0: Es liegt eine MHE vor. Diese manifestiert sich mit Konzentrationsschwäche, Aufmerksamkeitsstörungen, Merkschwierigkeiten, abnehmender Reaktionsfähigkeit, Antriebsminderung. Es besteht möglicherweise auch eine leichte Störung der Feinmotorik.
- Grad 1: Es besteht eine erkennbare Minderung der Bewusstseinslage mit zunehmendem Schlafbedürfnis, deutlicher Antriebsstörung und Abnahme der intellektuellen Leistungsfähigkeit. Ferner liegt eine auffällige Störung der Feinmotorik vor mit Änderung des Schriftbilds, „flapping tremor" und verlangsamtem Bewegungsablauf.
- Grad 2: Es besteht eine erkennbare Minderung der Bewusstseinslage mit Orientierungsstörungen, ausgeprägter Gedächtnisstörung, Verarmung des Gefühlslebens und verzögerter Reaktion auf Ansprache (Dysarthrie), „flapping tremor" und erhöhter Muskelspannung sowie Somnolenz.
- Grad 3: Es liegt eine hochgradige Bewusstseinsstörung vor, zum Teil mit Sopor, Verlust der Orientierung, Verwirrtheit, unzusammenhängender Sprache, verminderter Reaktion auf Schmerzreize. Die Störung wird häufig begleitet von einer Stuhl- und Harninkontinenz sowie einer Gang- und Standataxie.
- Grad 4: Der Patient liegt im Koma ohne erkennbare Reaktion auf Schmerzreize.

Eine weitere Einteilung unterscheidet die akute hepatische Enzephalopathie, die chronische HE sowie die minimale hepatische Enzephalopathie.

Akutes Management der HE

Das Management der akuten HE basiert auf 3 Säulen: Primär sind dabei andere Enzephalopathieursachen auszuschließen. Hierzu gehören eine Hypoxie oder Hyperkapnie, eine Azidose, eine Urämie und auch eine Hypoglykämie. Zu denken ist ferner an eine Elektrolytentgleisung, ein Delirium tremens, ein Wernicke-Korsakoff-Syndrom, eine Medikamentenintoxikation sowie an die Folgen einer Ischämie oder einer Blutung. In einem zweiten Schritt ist die auslösende Ursache zu identifizieren. Es ist hierbei an eine Sepsis zu denken, an eine gastrointestinale Blutung, eine Proteinüberladung, eine Dehydratation und an eine Nebenwirkung ZNS-aktiver Medikamente. Als Auslöser infrage kommen auch eine Hypokaliämie, eine Obstipation bis zum Ileus, eine vorangegangene Narkose, eine portale Dekompression wie auch ein zusätzliches Lebertrauma, die Entwicklung eines hepatozellulären Karzinoms oder eine Laktulose-Malcompliance bei entsprechender Vorbehandlung.

Die Behandlung der hepatischen Enzephalopathie erfolgt empirisch [2].

Behandlung der akuten HE bei Zirrhose

Primäres Ziel der Behandlung der HE ist die Elimination der auslösenden Faktoren. In dieser Hinsicht kommt der Ernährung große Bedeutung zu: Die Energieaufnahme sollte hyperkalorisch bei 35 bis 40 kcal/kg/Tag liegen, die Eiweißaufnahme sollte dabei nicht reduziert werden, sondern 1,2 bis 1,5 g/kg/Tag betragen. Allerdings ist der Patient zu motivieren, bevorzugt Eiweiß aus Milchprodukten und Gemüse zu sich zu nehmen.

Bei der medikamentösen Behandlung ist die Gabe verzweigtkettiger Aminosäuren zu erwägen. Häufig wird die Gabe nicht resorbierbarer Disaccharide, speziell der Laktulose empfohlen, wobei die Dosierung so zu steuern ist, dass 2 bis 3 weiche Stühle pro Tag auftreten. Es kann außerdem mit nicht resorbierbaren Antibiotika, speziell Rifaximin behandelt werden. Andere Antibiotika wie

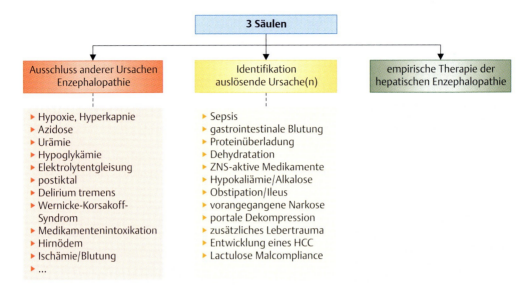

Abb. 9.2 Akutes Management der HE (mod. nach Prakash u. Mullen. Nat Rev Gastroenterol Hepatol 2010).

Neomycin und Metronidazol kommen wegen ihrer Toxizität nur in Einzelfällen in Betracht. Geprüft werden muss auch die Indikation für eine Lebertransplantation.

Stellenwert der Laktulose bei der Akuttherapie

Im Hinblick auf die Laktulose sind die Empfehlungen nicht evidenzbasiert, es gibt bislang keine Studiendaten, die eine klinische Wirksamkeit zweifelsfrei belegen. So blieb auch eine Metaanalyse von 22 randomisierten klinischen Studien zur Wirkung der Laktulose bei der akuten HE ohne eindeutigen Wirksamkeitsbeweis [3]. Die Autoren der Metaanalyse schließen vielmehr mit der Bemerkung, es gebe derzeit weder einen Grund, die Behandlung mit Laktulose bei der Akuttherapie der HE zu empfehlen noch sie abzulehnen.

Gegen Laktulose sprechen insbesondere Verträglichkeitsprobleme. So kommt es sehr häufig zu Blähungen, zur Diarrhö und zu abdominellen Schmerzen mit der Folge einer eingeschränkten Compliance, die wiederum wichtigster Risikofaktor für eine unzureichende Wirkung bei der akuten Behandlung wie auch bei der langfristigen Betreuung ist.

Stellenwert nicht resorbierbarer Antibiotika bei der Akuttherapie

Günstiger beurteilt wird die klinische Wirksamkeit wie auch die Verträglichkeit nicht resorbierbarer Antibiotika wie dem Wirkstoff Rifaximin, der im Darm nur minimal resorbiert wird. Dosisfindungsstudien belegen dabei, dass die tägliche Dosierung von Rifaximin 1000 mg übersteigen sollte, um signifikante Effekte bewirken zu können [4]. In Studien belegt ist eine signifikant überlegene Wirksamkeit von Rifaximin gegenüber Aminoglykosiden wie Neomycin [2,5], sowie gegenüber Disacchariden [4,6]. Die Verträglichkeit von Rifaximin ist wesentlich besser als bei den Disacchariden [7].

Tabelle 9.1 Überlegene Wirksamkeit von Rifaximin gegenüber Disacchariden.

	Rifamaxin 1200 mg/Tag (n = 50)		Lactitol 60 g/Tag (n = 53)		
	Baseline	Ende	Baseline	Ende	p
Ammoniak (g/dl)	121	70	124	109	0,008
mittlerer PSE-Index	0,61	0,14	0,55	0,21	0,01
Verbesserung HE (%)	–	70	–	62	0,008

RCT: 103 Patienten mit Zirrhose und HE Stadium I–III; Therapie 5–10 Tage (nach Mas et al. J Hepatol 2003).

Sekundärprophylaxe der HE

Wirksamkeit und Verträglichkeit von Laktulose

Jeder Schub einer HE bewirkt ein bleibendes zentralnervöses Defizit. Dementsprechend ist eine konsequente Rezidivprophylaxe geboten. Bei der Sekundärprophylaxe der HE wird ebenfalls häufig Laktulose empfohlen, nachdem eine randomisierte und placebokontrollierte klinische Studie einen Vorteil im primären Endpunkt, dem offensichtlichen Auftreten eines HE-Rezidivs, ergeben hat [8]. Die Langzeitbehandlung im Rahmen der Sekundärprophylaxe ist jedoch aufgrund der schlechten Verträglichkeit der Laktulose oft problematisch. So klagen mehr als die Hälfte aller Patienten über moderate bis schwere gastrointestinale Unverträglichkeiten mit Diarrhö, Blähungen und Schmerzen [9]. Aufgrund solcher Nebenwirkungen ist die Compliance bei zwei Drittel der Patienten schlecht, die Non-Adhärenz ist dabei der wichtigste Prädiktor für das HE-Rezidiv [10].

Wirksamkeit von Rifaximin

Deutlich besser ist die wissenschaftliche Datenlage für Rifaximin. So belegt eine internationale randomisierte klinische Studie bei 299 Patienten mit mindestens 2 vorangegangenen HE-Episoden in den vergangenen 6 Monaten eine gegenüber Placebo signifikante Halbierung der HE-Rezidivrate (number needed to treat: 4) unter Rifaximin in einer Dosierung von 2-mal täglich 550 mg [11]. Auch der Anteil an Patienten mit erneut notwendiger Hospitalisierung konnte deutlich reduziert werden.

Der positive therapeutische Effekt der Medikation war in allen analysierten Subgruppen zu sichern.

Weitere Studien bestätigen die gute klinische Wirksamkeit von Rifaximin bei der Sekundärprophylaxe der HE und dokumentieren zugleich eine eindeutig verbesserte Lebensqualität der Patienten [12] gemessen anhand des CLDQ (Chronic Liver Disease Questionnaire). Eine retrospektive Studie bei 203 Patienten mit HE zeigt darüber hinaus, dass durch eine Monotherapie (versus Lactulose) mit dem nicht resorbierbaren Antibiotikum ein lang anhaltender Effekt zu erzielen ist [13].

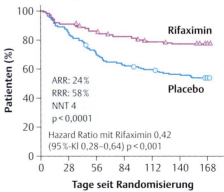

Abb. 9.3 Rifaximin in der Prävention des HE-Rezidivs (mod. nach Bass et al. N Engl Med 2010).

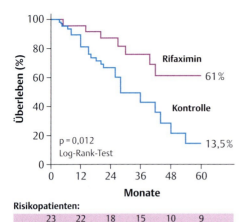

Im Erhebungszeitraum von 5 Jahren war die kumulative Überlebenswahrscheinlichkeit in der Rifaximin-Gruppe höher als bei der Kontrolle (p = 0,012, Log-Rank-Test).

Abb. 9.4 Effekt der Rifaximin-Dauertherapie auf die Prognose bei der Leberzirrhose (mod. nach Viachogiannakos et al. Gastroenterol Hepatol 2013).

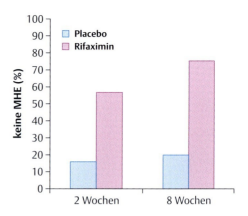

Abb. 9.5 Überlegene Wirksamkeit von Rifaximin versus Placebo bei der MHE (mod. nach Sidhu et al. Am J Gastroenterol 2011).

Sicherheit und Verträglichkeit

Rifaximin wird allgemein gut vertragen, es zeigte sich in Studien weder hinsichtlich der Art noch der Schwere der angegebenen Nebenwirkungen ein Unterschied zwischen der Verum- und der Placebogruppe [11]. Auch die gastrointestinale Verträglichkeit ist im Gegensatz zur Laktulose bei Rifaximin gut [9]. Außerdem gibt es für Rifaximin keine Belege für unerwünschte Reaktionen, wie sie ansonsten unter Antibiotika auftreten können wie eine Resistenzinduktion, Interaktionen oder die Induktion einer Infektion mit Clostridium difficile [14]. Es gibt sogar erste Daten erwünschter Sekundäreffekte des Antibiotikums wie eine Verbesserung der hepatischen und auch der systemischen Hämodynamik sowie der Nierenfunktion mit Reduktion der Sterblichkeit im Langzeitverlauf [15,16] und auch eine Reduktion des Risikos einer spontan bakteriellen Peritonitis [17].

Minimale hepatische Enzephalopathie

Auch wenn die MHE klinisch nicht offensichtlich ist, stellt sie für die betroffenen Patienten eine erhebliche Beeinträchtigung dar. Ihre Fahrtüchtigkeit ist reduziert, was mit einer entsprechenden Gefährdung im Straßenverkehr einhergeht. Es kommt bei vielen Patienten wiederholt zu Stürzen und die Betroffenen erleben insgesamt eine deutlich eingeschränkte Lebensqualität infolge ihrer reduzierten Kommunikationsfähigkeit und verminderter sozialer Kontakte.

Bei der Behandlung geht es zunächst darum, mögliche Defizite als Ursache der Störung zu korrigieren, also beispielsweise eine potenziell vorliegende Hyponatriämie zu behandeln. Es gibt zudem Hinweise aus Studien, dass probiotischer Joghurt die Störung günstig beeinflussen kann [18] und auch für die Gabe von Laktulose sind Verbesserungen der MHE beschrieben [19].

Gut untersucht ist ferner der therapeutische Effekt von Rifaximin bei der MHE. Eine randomisierte klinische Studie mit 94 Patienten, bei denen die MHE in 2 neuropsychometrischen Tests bestätigt wurde [20], ergab beispielsweise eine wesentliche Besserung der MHE im Vergleich zu einer Placebo-Kontrollgruppe mit signifikanten Therapieeffekten in unterschiedlichen Domänen wie den sozialen Interaktionen, der Mobilität und dem Parameter Schlaf/Ruhe.

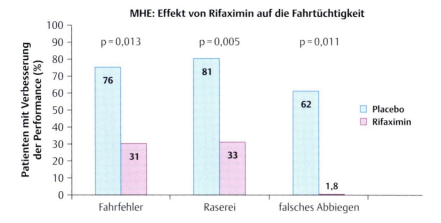

Abb. 9.6 Rifaximin und Fahrtüchtigkeit (mod. nach Bajaj et al. Gastroenterol 2011).

Tabelle 9.2 Hepatische Enzephalopathie: Therapieoptionen im Vergleich.

	Lactulose	Rifaximin	andere Antibiotika
HE-akut			
Wirksamkeit	?	✓	✓
Sicherheit	✓	✓	–
Verträglichkeit	–	✓	?
HE – chronisch (einschließlich MHE)			
Wirksamkeit	✓	✓	✓
Sicherheit	✓	✓	–
Verträglichkeit	–	✓	?
Sekundäreffekte*	?	✓	?

* Endotoxinämie, hepatische und systemische Zirkulation, spontan bakterielle Peritonitis

Auch die Fahrtüchtigkeit von Patienten mit MHE wird durch Rifaximin wieder gebessert, wie eine Studie bei 42 Autofahrern belegt [21]. Eine eindeutige Verbesserung zeigten die Probanden bei den Parametern Fahrfehler, Raserei und falsches Abbiegen.

Die vorliegenden Daten unterstreichen die therapeutische Bedeutung von Rifaximin bei der Behandlung der HE im Vergleich mit anderen Therapieoptionen.

Literatur

1. Romeró-Gomez et al. Ann Intern Med 2010; 153: 281–288
2. Prakash et al. Nat Rev Gastroenterol Hepatol 2010; 7: 515–525
3. Als-Nielsen et al. BMJ 2004; 328: 1046
4. Williams et al. Eur J Gastroenterol Hepatol 2000; 12: 203–208
5. Predetti et al. Ital J Gastroentol 1991; 23: 175–178
6. Mas et al. J Hepatol 2003; 38: 51–58
7. Jiang et al. Eur J Gastroenterol Hepatol 2008; 20: 1064–1070
8. Sharma et al. Gastroenterology 2009; 137: 885–891
9. Leevy et al. Dig Dis Sci 2007; 52: 737–741
10. Bajal et al. Aliment Pharmacol Ther 2010; 31: 537–547
11. Bass et al. N Engl J Med 2010; 362: 1071–1081
12. Sanyal et al. Aliment Pharmacol Ther 2011; 34: 853–861
13. Neff et al. J Clin Gastroenterol 2012; 46: 168–171
14. Neff et al. J Clin Gastroenterol 2013; 47: 188–192
15. Viachogiannako et al. Aliment Pharmacol Ther 2009; 29: 992–999
16. Kalambokis et al. Clin Gastroenterol Hepatol 2012; 10: 815–818
17. Hanouneh et al. J Clin Gastroenterol 2012; 46: 709–715
18. Bajaj et al. Am J Gastroenterol 2008; 103: 1707–1715
19. Prasad et al. Hepatology 2007; 45: 549–559
20. Sidhu et al. Am J Gastroenterol 2011; 106: 307–316
21. Bajaj et al. Gastroenterology 2011; 140: 478–487
22. Bajaj et al. Hepatology 2013; 58: 1122–1132

10 Hepatozelluläres Karzinom

Marcus A. Wörns, Mainz

Die klinisch bedeutsamste Komplikation der Leberzirrhose ist das hepatozelluläre Karzinom (HCC), das sich in mehr als 80 % der Fälle auf dem Boden einer Leberzirrhose entwickelt. Das HCC ist die häufigste Todesursache von Patienten mit Leberzirrhose, die ihrerseits die wichtigste Präkanzerose für das HCC darstellt. Bei der Behandlung des HCC, die stets interdisziplinär erfolgen sollte, hat es in den vergangenen Jahren deutliche Fortschritte gegeben. Die Prognose der Patienten ist allerdings nach wie vor davon abhängig, wie früh die Diagnose des HCC erfolgt.

Mit rund 750 000 jährlichen Neuerkrankungen weltweit ist das HCC die sechsthäufigste maligne Tumorerkrankung. Bei den tumorbedingten Todesursachen rangiert das Leberzellkarzinom allerdings auf Platz 3, was bereits die eingeschränkte Prognose der meisten Patienten verdeutlicht.

Das HCC ist die häufigste Todesursache bei Patienten mit Leberzirrhose. Es manifestiert sich im Mittel in der siebten Lebensdekade, wobei Männer mehr als doppelt so häufig erkranken wie Frauen.

Risikofaktoren und Prävention

In rund 90 % der Fälle entwickelt sich das Leberzellkarzinom assoziiert mit einer chronischen Lebererkrankung wie einer Hepatitis-B- oder einer Hepatitis-C-Virus-Infektion. So weisen weltweit mehr als 50 % der HCC-Patienten eine Hepatitis-B-Infektion auf mit endemischer Verbreitung vor allem in Afrika sowie Südostasien.

Die Inzidenz des HCC steigt weltweit an, was in erster Linie durch die zunehmende Prävalenz der Hepatitis-C-Virusinfektion (HCV-Infektion) sowie der nicht-alkoholischen Steatohepatitis (NASH) in den vergangenen Jahren bedingt ist.

Mehr als 80 % der HCC-Fälle bilden sich auf Grundlage einer Leberzirrhose, die damit die wichtigste Präkanzerose des HCC darstellt. Das Krankheitsrisiko korreliert mit der Ätiologie, der Dauer sowie der Aktivität der Grunderkrankung und liegt bei einem bis 8 % pro Jahr [1–3]. Neben den chronisch viralen Hepatitiden und der alkoholischen Leberzirrhose stellen auch die Hämochromatose sowie die primär biliäre Zirrhose (PBC) relevante Risikofaktoren für die Entstehung eines HCCs dar.

Allgemeine Risikofaktoren der Erkrankung sind ein hohes Lebensalter, das männliche Geschlecht, Rauchen sowie Übergewicht und ein Diabetes mellitus.

Damit ergeben sich als Möglichkeiten der Primärprävention die Impfung gegen das Hepatitis-B-Virus sowie die Lebensstilmodifizierung mit der Vermeidung oder Reduktion von Übergewicht und einem hohen Alkoholkonsum sowie einem adäquaten Sexualverhalten. Im Sinne einer Sekundärprävention ist eine konsequente Behandlung der Grunderkrankung indiziert wie etwa eine antivirale Behandlung einer HBV- und HCV-Infektion zur Vermeidung des Fortschreitens der chronischen Lebererkrankung hin zur Leberzirrhose [2–4].

Pathogenese des HCC

Das HCC entsteht in aller Regel im Rahmen eines hochkomplexen, mehrstufigen Prozesses (multistep carcinogenesis) auf Basis einer Leberzirrhose. Bei der chronischen HBV-Infektion oder auch im Rahmen der NASH ist jedoch eine Entstehung ohne manifeste Leberzirrhose möglich. Zudem kann sich ein HCC auch direkt aus einem Leberadenom entwickeln (Adenom-Karzinom-Sequenz), insbesondere bei solchen Adenomen, die eine aktivierende Mutation im β-Catenin-Gen aufweisen [5,6].

Überwachung von Risikopersonen

Um eine frühzeitige Diagnose eines HCC zu gewährleisten, ist eine Überwachung von Risikopersonen sinnvoll. Hierzu gehören Patienten mit einer

Leberzirrhose im Stadium Child-Pugh A oder B unabhängig von der zugrunde liegenden Ätiologie sowie Patienten mit einer Leberzirrhose Child-Pugh C, die für eine Lebertransplantation infrage kommen. Zudem sollten aber auch Patienten mit chronischer Hepatitis-B-Virusinfektion ohne manifeste Zirrhose, die eine aktive Hepatitis oder eine familiäre Belastung für ein HCC aufweisen, überwacht werden [2–4]. Zudem Patienten mit chronischer Hepatitis-C-Virusinfektion und fortgeschrittener Fibrose und Patienten mit einer Fettleberhepatitis (NASH).

Die Überwachung sollte mittels konventionellem Ultraschall erfolgen mit einem Zeitintervall von 6 Monaten und von einen erfahrenen Untersucher durchgeführt werden. Die α-Fetoprotein-(AFP-)Bestimmung hat in den Leitlinien der EASL-EORTC und AASLD keinen gesicherten Stellenwert aufgrund nicht ausreichender Sensitivität und Spezifität sowie Fluktuation im Rahmen der Lebererkrankungen. Im klinischen Alltag wird sie dennoch häufig durchgeführt. Insbesondere ein kontinuierlicher Anstieg des Tumormarkers AFP sollte bei unauffälliger Sonografie Anlass für eine kontrastverstärkte Bildgebung sein.

Diagnostik des HCC

Bei Patienten mit gesicherter Leberzirrhose und einem suspekten Herd kann die Diagnose allein mittels dynamischer, kontrastverstärkter Bildgebung (Computer- oder Kernspintomografie) gesichert werden. In den deutschen Leitlinien hat der

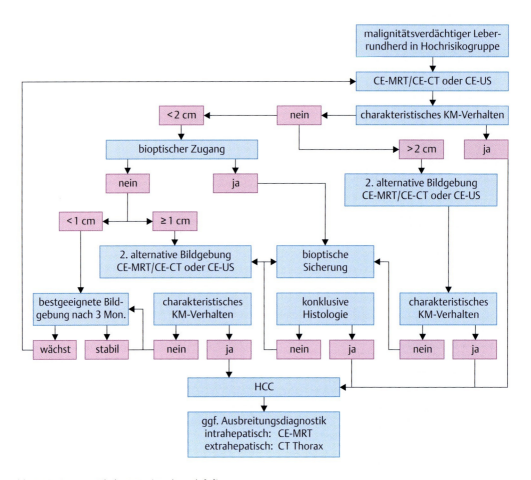

Abb. 10.1 Diagnostik des HCC (mod. nach [4]).

kontrastverstärkte Ultraschall (CEUS) weiterhin einen Stellenwert. Typisch für das HCC sind die Hypervaskularisation in der arteriellen Phase und ein Auswaschen in der portal-venösen oder Spätphase. Ist die Bildgebung nicht eindeutig, muss eine Biopsie erfolgen. Dies ist ebenso erforderlich, wenn keine Leberzirrhose vorliegt (Abb. 10.**1**) [2–4].

Klassifikation des HCC und Therapieentscheidung

Das Staging des HCC erfolgt üblicherweise entsprechend der Barcelona Clinic Liver Cancer (BCLC)-Klassifikation, die zugleich auch Therapieempfehlungen beinhaltet. Unterschieden wird
- ein sehr frühes und frühes Stadium (BCLC0/A),
- ein Zwischenstadium (BCLC B),
- ein fortgeschrittenes Stadium (BCLC C),
- sowie das Endstadium (BCLC D).

Therapie des HCC

Die Therapieentscheidung hängt vom Tumorstadium, der Leberfunktion (Child-Pugh-Score) und dem Allgemeinzustand (ECOG PS) des Patienten ab. Sie sollte stets interdisziplinär unter Hinzuziehen des Chirurgen, des interventionellen Radiologen und des Hepatologen/Onkologen getroffen werden.

Lediglich 30 bis 40% der Leberzellkarzinome werden dabei in einem frühen Tumorstadium (BCLC0/A) entdeckt mit der Option einer potenziell kurativen Therapie, also einer Resektion, lokalen Ablation oder Lebertransplantation. Die 5-Jahres-Überlebenszeit dieser Patienten liegt bei 40 bis 70% [2,7].

Frühes Stadium (BLCL0/A)

Resektion

Im frühen Stadium (BLCL0/A) ist primär die Resektion die Therapie der Wahl. Sie ist indiziert bei solitären Tumoren ohne Leberzirrhose sowie bei zirrhotischen Patienten ohne relevante portale Hypertension und mit normalem Bilirubin. Die 5-Jahres-Überlebensrate dieser Patienten liegt bei 50%, allerdings wird das HCC lediglich bei 5% der Patienten in der westlichen Welt in diesem frühen Stadium diagnostiziert.

Ein zentrales Problem der Resektion ist zudem die hohe Rezidivrate, die bei rund 70% innerhalb von 5 Jahren liegt. Die Ursache hierfür sind eine bereits bei Erstdiagnose bestehende mikrovaskuläre Invasion sowie das Vorhandensein von unentdeckten Satellitenherden, die zu einem frühen Rezidiv (1–2 Jahre) führen; die zugrunde liegende Lebererkrankung als weiter bestehende Präkanzerose führt zum Auftreten von Spätrezidiven (3–5 Jahre) [8]. Eine neo- oder adjuvante Therapie ist beim frühen HCC-Stadium bislang nicht etabliert. Nachsorgeuntersuchungen sollten in den ersten 2 Jahren daher alle 3 bis 6 Monate durchgeführt werden. Dabei kann auch der AFP-Verlauf zur Rezidivdetektion hilfreich sein.

Problematisch ist die Entscheidung hinsichtlich einer Resektion bei Patienten, welche die sogenannten Mailand-Kriterien (ein Herd < 5 cm, ≤ 3 Herde < 3 cm, keine makroskopische Gefäßinfiltration, keine extrahepatische Manifestation) erfüllen. Neben einer primären Resektion und Salvage-Transplantation ist in diesen Fällen auch eine primäre Lebertransplantation möglich [2, 3].

Orthotope Lebertransplantation

Eine orthotope Lebertransplantation (OLT) ist die Therapie der Wahl bei Patienten, deren Tumor innerhalb der Mailand-Kriterien liegt. Diese Patienten werden mit einem sogenannten „match MELD" gemeldet, d.h., sie bekommen in regelmäßigen Abständen Sonderpunkte, unabhängig vom Grad der Leberfunktionseinschränkung (lab-MELD). Ein zentrales Problem stellt dabei der Mangel an Spenderorganen dar. Die Möglichkeit einer Transplantation ist stets zu prüfen, auch wenn der Tumor mittels Resektion oder lokaler Ablation behandelbar ist. Denn ein großer Vorteil ist, dass die OLT sowohl den Tumor als auch die als Präkanzerose fungierende Leberzirrhose beseitigt.

Die Rezidivrate ist mit ca. 15% entsprechend niedrig, wenn innerhalb der Mailand-Kriterien transplantiert wird; die 5-Jahres-Überlebenszeit liegt bei 70%. Nach erfolgter Transplantation ist bislang keine adjuvante Therapie etabliert, zudem gibt es keine gesicherten Empfehlungen hinsichtlich der

Wahl des Immunsuppressivums. Der Einsatz einer mTOR-basierten Immunsuppression ist Gegenstand aktueller Studien [2,3,9].

Um während der Wartezeit auf das Transplantat einen Progress der Erkrankung sowie eine extrahepatische Manifestation zu verhindern, kommt als sogenanntes Bridging (neoadjuvante Therapie) in den meisten Zentren die transarterielle Chemoembolisation (TACE) oder die Radiofrequenzablation (RFA) zur Anwendung. Dieses Vorgehen wird von den aktuellen Leitlinien befürwortet, falls die Wartezeit auf ein Spenderorgan mehr als 6 Monate beträgt [2–4].

In diesem Kontext kann zudem eine Leberlebendspende diskutiert werden. Eine maßvolle Ausweitung der Mailand-Kriterien (UCSF, Up-To-Seven criteria) wird in den aktuellen Leitlinien weiterhin kritisch beurteilt, jedoch unter Berücksichtigung der zu erzielenden 5-Jahres-Überlebenszeiten in einigen Zentren praktiziert.

Lokale Ablation

Eine lokale Ablation ist das Mittel der Wahl bei Patienten mit einem Herd mit einem maximalen Durchmesser von 4 bis 5 cm, der nicht reseziert werden kann. Bei größeren Tumorherden ist eine additive TACE zu erwägen, um das Risiko eines Lokalrezidivs zu senken.

Die Radiofrequenzablation (RFA) ist der perkutanen Ethanolinjektion (PEI) hinsichtlich der Tumorkontrolle bei Herden von mehr als 2 cm überlegen, bei Herden unter 2 cm Größe sind die beiden Verfahren gleichwertig. In den letzten Jahren hat sich die RFA jedoch gegenüber der PEI durchgesetzt. Es wird aktuell die therapeutische Wertigkeit weiterer Verfahren untersucht, wie etwa der Mikrowellenablation.

Bei Herden unter einer Größe von 2 cm kann die lokale Ablation eine gleichwertige Alternative zur Resektion darstellen.

Grundsätzlich ergibt sich für die lokal ablativen Verfahren ähnlich wie bei der Resektion jedoch eine hohe Rezidivrate (70 % innerhalb von 5 Jahren). Ebenso wie bei der Resektion ist eine neo- oder adjuvante Therapie nicht etabliert, in der Nachsorge sind in den ersten 2 Jahren Untersuchungen alle 3 bis 6 Monate sinnvoll [2–4].

Zwischenstadium (BCLC B)

Liegt ein Stadium BCLC B vor (ausgedehnte multifokale Tumoren, keine makroskopische Gefäßinvasion, keine extrahepatische Manifestation, asymptomatischer Patient), so ist ein kurativer Ansatz nicht mehr möglich. Zum Einsatz kommen dann transarterielle Verfahren wie die TACE oder die selektive interne Radioembolisation (SIRT) in palliativer Absicht. Basis dieser Therapien ist die arterielle Gefäßversorgung des HCCs.

Transarterielle Chemoembolisation (TACE)

Bei der TACE wird über die Leberarterie ein Gemisch aus einem Chemotherapeutikum und dem Kontrastmittel Lipiodol möglichst selektiv appliziert. Anschließend wird eine Embolisation des tumorversorgenden arteriellen Gefäßes durchgeführt (konventionelle TACE). Allerdings ist die TACE nicht standardisiert. Als Chemotherapeutikum eingesetzt werden üblicherweise Doxorubicin, Cisplatin und Mitomycin.

Die Lebenserwartung der Patienten wird durch TACE von median 16 auf etwa 20 bis 22 Monate verlängert.

Potenzielle Nebenwirkungen der TACE sind ein Postembolisationssyndrom, eine Verschlechterung der Leberfunktion, eine Verschleppung des Embolisats sowie arterielle Gefäßprobleme bei wiederholter TACE.

Die Bewertung des Therapieansprechens sollte nach modifizierten RECIST-Kriterien (mRECIST) erfolgen mit Beurteilung des vitalen Tumorgewebes in der arteriellen Phase der kontrastverstärkten Bildgebung. Ist nach 2 Sitzungen kein Ansprechen zu verzeichnen, so ist eine alternative Behandlung angezeigt, gegebenenfalls mit Sorafenib oder auch mittels einer Radioembolisation [10–14].

Absolute Kontraindikationen für eine TACE sind eine Leberzirrhose im Stadium Child-Pugh C, klinische Dekompensationszeichen, eine Pfortaderhauptstammthrombose oder -infiltration, eine ausgedehnte intrahepatische Tumorlast (bulky disease) sowie arteriovenöse Fisteln.

Entgegen der Leitlinien stellt eine segmentale Pfortaderthrombose im klinischen Alltag keine absolute Kontraindikation für eine TACE dar.

Andere Verfahren wie die alleinige Embolisation (TAE) oder die alleinige Chemoperfusion (TAC) haben entsprechend der Leitlinien keinen gesicherten Stellenwert bei der Behandlung des HCC im Zwischenstadium [2–4].

Seit 4 bis 5 Jahren ist mit der TACE-Behandlung mit sogenannten Drug-Eluting Beads (DEB-TACE) ein weiteres Verfahren etabliert. Dabei wird die konventionelle TACE mit Doxorubicin-beladenen Mikrosphären durchgeführt, wobei das Chemotherapeutikum sehr langsam und selektiv aus den Mikrosphären abgegeben wird. Die DEB-TACE zeigt im Vergleich zur konventionellen TACE weniger Doxorubicin-assoziierte Toxizität, allerdings ist eine höhere Effektivität nicht sicher belegt. Die DEB-TACE zeigt jedoch ein signifikant höheres Ansprechen bei fortgeschrittenen Tumoren (Child-Pugh B, ECOG 1, bilobärer Befall, rezidivierter Tumor).

Bei selektionierten Patienten wurde bei einer Behandlung mittels DEB-TACE ein Überleben von median mehr als 40 Monaten gezeigt. Aufgrund dieser Daten sowie der besseren Reproduzierbarkeit und dem günstigeren Nebenwirkungsprofil wird die DEB-TACE mittlerweile häufig als Therapiestandard im Rahmen der TACE angesehen [12, 15–18].

Radioembolisation

Bei der Radioembolisation (SIRT), wird der Betastrahler ^{90}Yttrium appliziert. Er hat eine Eindringtiefe von 2 bis 3 Millimetern. Es kommt dabei aufgrund der geringen Größe der Mikrosphären (Glas oder Harz) nicht zur völligen Okklusion (Embolisation) der tumorversorgenden Gefäße, was erklärt, warum die SIRT auch bei makroskopischer Gefäßbeteiligung im Bereich der Pfortader eingesetzt werden kann.

Die SIRT erfolgt im Gegensatz zur TACE üblicherweise nur 1- oder 2-malig, da im Anschluss in aller Regel bereits die zulässige Strahlenhöchstdosis erreicht ist. Als potenzielle Nebenwirkung ist vor allem die Ausbildung einer REILD (radioembolization induced liver disease) zu nennen. Als Kontraindikationen zu beachten sind ein Bilirubin über 2 mg/dl sowie das Vorhandensein relevanter Shunts (insbesondere pulmonal; Notwendigkeit eines vorherigen Tc-MAA-Scans).

Bislang liegen zur SIRT allerdings fast ausschließlich retrospektive Studien sowie Daten aus unkontrollierten prospektiven Studien vor. Sie zeigen eine vielversprechende Effektivität, allerdings liegen bislang keine prospektiven, randomisierten Studien vor, die eine Überlegenheit der Radioembolisation gegenüber der TACE/DEB-TACE (im Stadium BCLC B) oder gegenüber Sorafenib (im Stadium BCLC C) belegen [12, 19].

Nach derzeitiger Einschätzung kann die Radioembolisation bei Patienten nach Progress unter TACE eingesetzt werden und ist bei Vorliegen einer ausgedehnten intrahepatischen (diffusen) Tumorlast oder einer segmentalen Pfortaderthrombose (nicht Hauptstamm) eventuell sogar das geeignetere transarterielle Verfahren. Bislang aber sollte das Verfahren primär im Rahmen von Studien Anwendung finden, wobei derzeit mehrere Studien rekrutieren, welche die Radioembolisation entweder im Vergleich zu TACE im Stadium BCLC B oder den Einsatz des Verfahrens im Vergleich sowie in Kombination mit Sorafenib im Stadium BCLC C untersuchen [12, 19].

Fortgeschrittenes Stadium

Ein fortgeschrittenes Stadium besteht bei Patienten mit makroskopischer Gefäßinfiltration und/oder einer extrahepatischen Manifestation des HCC (BCLC C). Bis vor Kurzem hatte keine der im Rahmen einer systemischen Chemo-, Hormon- oder Immuntherapie eingesetzten Substanzen (z. B. Doxorubicin, Cisplatin, Nolatrexed, Tamoxifen, Octreotid, Seocalcitol) trotz moderater Ansprechraten einen Überlebensvorteil gezeigt bei gleichzeitig nicht zu unterschätzendem Nebenwirkungsprofil. Neben der zugrunde liegende Leberzirrhose und der hieraus resultierenden erhöhten Toxizität wird dies vor allem auf die Chemotherapieresistenz der Erkrankung zurückgeführt (Multi-Drug-Resistenz-Gen).

Targeted Therapy beim HCC

Das zunehmend bessere Verständnis der molekularen Hepatokarzinogenese hat jedoch zur Etablierung der gezielten Therapie (Targeted Therapy) auch beim HCC beigetragen. So konnte die Relevanz verschiedener Rezeptoren wie beispielsweise VEGFR, PDGFR, FGFR und EGFR für die Hepatokarzinogenese gezeigt werden. Zudem wurden relevante intrazelluläre Signalwege identifiziert, wie etwa der MAPK-Signalweg, der PI3K/Akt/mTOR-Signalweg oder aber der Wnt-/β-Catenin-Signalweg. Zentrale Gemeinsamkeit dieser Strukturen ist vor allem die Zellproliferation und Tumorangiogenese.

Allerdings scheint es beim HCC anders als bei anderen Tumoren keinen pathognomonischen molekularen Mechanismus oder dominierenden Signalweg zu geben (oncogene addiction). Dies erklärt, warum die Behandlung mit einer einzigen Substanz wahrscheinlich nicht zu einer langanhaltenden Remission führen wird. Die Identifikation prognostischer und vor allem prädiktiver Marker und die damit einhergehende Möglichkeit einer sogenannten personalisierten Medizin sind jedoch auch beim HCC ein erklärtes Ziel [20, 21].

Seit dem Jahr 2007 ist mit dem Tyrosinkinase-Inhibitor (TKI) Sorafenib, einem Multikinase-Inhibitor, der unter anderem gegen VEGFR, PDGFR und Raf gerichtet ist, ein erster Vertreter des Konzepts der Targeted Therapy zur Behandlung des fortgeschrittenen HCC verfügbar. Indiziert ist der Wirkstoff bei Patienten mit erhaltener Leberfunktion (Child-Pugh A) und fortgeschrittenem HCC (BCLC C) sowie bei Patienten mit Progress unter lokoregionären Verfahren im Stadium BCLC B (stage migration). Sorafenib stellt dabei die erste und einzige systemische Therapieoption für Patienten mit fortgeschrittenem HCC dar. Basierend auf den Ergebnissen zweier großer Phase-III-Studien bewirkt Sorafenib eine signifikante Verlängerung der Zeit zur Progression (TTP) und des Gesamtüberlebens bei vertretbarer Toxizität. Die wichtigsten Nebenwirkungen sind das Auftreten von Diarrhöen, eines Hand-Fuß-Syndroms, von Appetitlosigkeit, Müdigkeit sowie einer arteriellen Hypertonie [22, 23]. Nach wie vor gibt es jedoch keinen gesicherten klinischen oder molekularen Marker, mit dem prädiktiv ein Ansprechen auf die Sorafenib-Therapie vorherzusagen ist. Im Vergleich zu Placebo profitieren Patienten unabhängig von den Basisfaktoren von einer Sorafenib-Therapie, allerdings sind bestimmte Basisfaktoren (Tumorlast, AFP, Leberfunktion) von prognostischer Relevanz.

Die Bewertung des Therapieansprechens sollte nach den mRECIST-Kriterien erfolgen. Die Behandlung mit Sorafenib kann dabei über den radiologischen Progress hinaus durchgeführt werden, sofern ein klinischer Benefit zu verzeichnen ist und der Patient nicht in eine Zweitlinienstudie eingeschlossen werden kann.

Patienten mit eingeschränkter Leberfunktion (Child-Pugh B) sollten nur in Einzelfällen im Rahmen einer individuellen Therapieentscheidung mit Sorafenib behandelt werden. Bei Patienten mit einer Leberfunktion im Stadium Child-Pugh C sollte keine Sorafenib-Therapie erfolgen [4].

Trotz dieses Fortschritts im Bereich der systemischen Therapie liegt die Lebenserwartung von Patienten im Stadium BCLC C unter Sorafenib-Therapie weiterhin unter einem Jahr. Zudem existiert keine Zweitlinientherapie für Patienten mit erworbener Resistenz oder Unverträglichkeit gegenüber einer Sorafenib-Therapie. Patienten in einer solchen Situation sollten innerhalb von Studien oder rein supportiv behandelt werden.

Die bisherigen Ergebnisse im Rahmen mehrerer Phase-III-Studien waren jedoch ernüchternd: Entweder wurden diese vorzeitig abgebrochen (Sunitinib [SUN], Linifanib [LIGHT]) oder sie verfehlten ihren primären Endpunkt (Brivanib [BRISK-PS, BRISK-FL], Erlotinib plus Sorafenib [SEARCH]). Die Ergebnisse weiterer Phase-III-Studien z. B. mit dem Wirkstoff Ramucirumab sowie zur Kombination bestehend aus Doxorubicin und Sorafenib stehen noch aus. Zudem gibt es weitere vielversprechende Strategien in Prüfung wie beispielsweise eine Behandlung mit Histonedeacetylase-Inhibitoren, MET-Inhibitoren und weiteren Angiogenese-Hemmern. Aktuell wird außerdem der Stellenwert von Sorafenib in der adjuvanten Therapie nach Resektion sowie lokaler Ablation (BCLC A) untersucht (STORM). Ebenso wird die Kombination von Sorafenib und TACE im Stadium BCLC B untersucht (SPACE, TACE-2, ECOG-E1208). Bislang zeigt sich eine Machbarkeit, allerdings ist die Überlegenheit dieser Kombinationstherapie noch nicht belegt.

Endstadium

Patienten im Endstadium der Erkrankung (BCLC D) weisen eine außerordentlich schlechte Prognose auf mit einer Lebenserwartung von nur 3 bis 4 Monaten. Diese Patienten zeichnen sich durch deutliche Tumorsymptome (ECOG PS > 2) und eine schlechte Leberfunktion (Child-Pugh C) aus mit einer zugrunde liegenden Tumorlast, die keine Lebertransplantation zulässt. Diese Patienten sollten keine spezifische onkologische Therapie erhalten und mit rein supportiven Maßnahmen behandelt werden [2–4].

Literatur

1. Jemal A et al. CA Cancer J Clin 2011; 61: 69–90
2. Llovet JM et al. EASL-EORTC CPG Management of HCC. J Hepatol 2012; 56: 908–943
3. Bruix J et al. Hepatology 2011; 53: 1020–1022
4. Greten TF et al. Diagnosis of and therapy for hepatocellular carcinoma. Z Gastroenterol 2013; 51: 1269–1326
5. Villanueva A et al. Semin Liver Dis 2007; 27: 55–76
6. Zucman-Rossi J et al. Hepatology 2006; 43: 515–524
7. Llovet JM et al. Semin Liver Dis 1999; 19: 329–338
8. Imamura H et al. J Hepatol 2003; 38: 200–207
9. Mazzaferro V et al. N Engl J Med 1996; 334: 693–699
10. Raoul JL et al. Cancer Treat Rev 2011; 37: 212–220
11. Marelli L et al. Cardiovasc Intervent Radiol 2007; 30: 6–25
12. Salem R. Clin Gastroenterol Hepatol 2013; 58: 604–611
13. Llovet JM et al. J Natl Cancer Inst 2008; 100: 698–711
14. Lencioni R et al. Semin Liver Dis 2010; 30: 52–60
15. Varela M et al. J Hepatol 2007; 46: 474–481
16. Lammer J et al. Cardiovasc Intervent Radiol 2010; 33: 41–52
17. Burrel M et al. J Hepatol 2012; 56: 1330–1335
18. Malgari K et al. Cardiovasc Intervent Radiol 2012; 35: 1119–1128
19. Sangro B et al. J Hepatol 2012; 56: 464–473
20. Villanueva A et al. Gastroenterology 2011; 140: 1410–1426
21. Wörns MA et al. Dig Dis 2013; 31: 104–111
22. Llovet JM et al. NEJM 2008; 359: 379–390
23. Cheng AL et al. Lancet Oncol 2009; 10: 25–34

11 Lebertransplantation – Probleme und Eckpunkte der Allokation in Deutschland

Christian P. Strassburg

Die zunehmende Zahl an Patienten mit Leberzirrhose hat erhebliche Auswirkungen auf die Transplantationsmedizin. Sie verstärkt den Bedarf an Organspenden vor dem Hintergrund eines ausgeprägten Organmangels. Die jüngsten Entwicklungen haben diese Diskrepanz und die dadurch bedingten Herausforderungen bei der Verteilung von Spenderorganen sehr plastisch deutlich gemacht. Ohne Zweifel besteht unter der Bedingung eines kritischen Missverhältnisses von Bedarf und Spenderorganen die Notwendigkeit einer Rationierung in der Transplantationsmedizin, es führt de facto in diesem Bereich heutzutage wie auch in Zukunft kein Weg vorbei an Aspekten einer rationierten Medizin.

Die Lebertransplantation gehört als Mittel der letzten Wahl mit zum Repertoire der therapeutischen Möglichkeiten bei der Behandlung irreversibler chronischer Lebererkrankungen wie der Leberzirrhose. Eine besondere Problematik ergibt sich bei dieser Behandlungsoption durch den Mangel an Organspenden. Das macht eine sehr strenge Indikationsstellung sowie spezielle Regelungen der Organzuteilung (Allokationsregeln des Deutschen Transplantationsgesetzes) notwendig. Dies bedingt aufgrund der begrenzten Verfügbarkeit an Spenderorganen zwangsläufig eine gewisse Rationierung dieser ultimativen Therapieoption bei Patienten mit Leberzirrhose.

Aufgrund des geringen Organspendeaufkommens – Deutschland liegt international im unteren Mittelfeld bei weiter rückläufigen Spenderzahlen – ist die Zahl der Patienten auf der Warteliste hierzulande sehr hoch im Vergleich zu anderen europäischen Nationen.

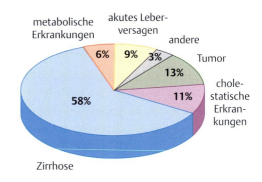

Abb. 11.**1** Indikationen von Lebertransplantationen in Europa.

Indikationen und Kontraindikationen

Eine Indikation zur Lebertransplantation wird allgemein gesehen bei:
- einer Lebenserwartung von weniger als 1 bis 2 Jahren,
- einem Leberversagen: Bilirubin > 180 µM bei cholestatischen Erkrankungen, Albumin unter 30 g/l, nicht behandelbarer Aszites, hepatische Enzephalopathie,
- bei fortschreitendem Muskelschwund,
- bei therapierefraktärem Pruritus,
- einer spontan bakteriellen Peritonitis,
- Lethargie und ggf. auch
- einer Osteopenie/Osteoporose oder
- einem hepatozellulären Karzinom.

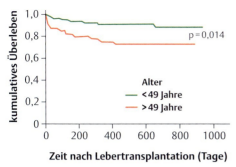

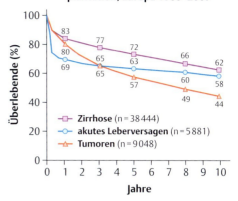

Abb. 11.2 Überlebensraten nach Lebertransplantation ohne hochdringliche Transplantation: In einem Kollektiv von 133 konsekutiven Lebertransplantationen erwachsener Empfänger (ohne hochdringliche/HU Transplantationen zwischen 2004 und 2005 (Kohorte vor Einführung der MELD-basierten Allokation) zeigt sich ein signifikanter Zusammenhang zwischen Empfängeralter und Überleben nach Lebertransplantation. Gezeigt wird der Unterschied zwischen Patienten, die zum Zeitpunkt der Transplantation < 49 Jahre und > 49 Jahre alt waren. Dies zeigt einen Anstieg der Mortalitätswahrscheinlichkeit bereits bei einem Alter von 49 Jahren (mod. nach Weismuller TJ et al. Scand J Gastroenterol 2008; 43: 736–746).

Abb. 11.3 Überlebensraten bei erster Lebertransplantation 1988–2007 (mod. nach ELTR, [1]).

MELD-Regelung der Organzuteilung

Derzeit sind in den deutschen Transplantationszentren jeweils mehr als 2 Patienten pro transplantiertem Spenderorgan als Anwärter auf eine Spenderleber gelistet [1]. Seit Dezember 2006 wird die Priorität bei der Organverteilung dabei durch das „model for end stage liver disease" (MELD) und nicht mehr durch die Wartezeit festgelegt [2]. Damit sind seit 2006 Laborwerte wie das Serum-Kreatinin, die Gerinnungsparameter (international normalized ratio; INR) und das Serum-Bilirubin Basis für die Berechnung des Dringlichkeits-Scores nach MELD und somit auch Basis der Organzuteilung. Ziel der Entwicklung einer Allokation unter Nutzung des MELD-Systems war die faire Nutzung der limitierten Ressourcen bei möglichst gleichzeitiger Reduktion der Todesfälle von Patienten auf der Warteliste.

Aufgrund des Mangels an Spenderorganen ist allerdings der Dringlichkeitswert, der letztlich zur Realisierung der Lebertransplantation führt, stetig gestiegen: Er liegt derzeit weiterhin bei mehr als 30 Punkten. Konkret muss damit für die Zuteilung einer Spenderleber eine statistische Wahrscheinlichkeit von 40% (MELD 31) und mehr bestehen, ohne Transplantation innerhalb von 3 Monaten zu versterben [2].

Selbstverständlich bestehen auch Kontraindikationen gegen den Eingriff. Zu den absoluten Kontraindikationen gehören:
- eine aktive und unkontrollierte Infektion,
- eine ausgedehnte Portalvenen- und Mesenterialvenenthrombose (kavernöse Transformation),
- ein extrahepatisches hepatozelluläres Karzinom,
- ein cholangiozelluläres Karzinom (außerhalb von Studien),
- eine nicht kurativ therapierbare Tumorerkrankung,
- fortgesetzter Alkoholkonsum (6 Monate Karenz erforderlich),
- Non-Compliance einschließlich erheblicher sprachlicher Probleme.

Relative Kontraindikationen sind:
- Alter über 65 Jahre,
- HIV-Infektion.

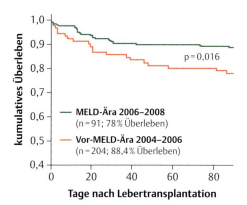

Abb. 11.**4** Überleben nach Lebertransplantation bei ersten Lebertransplantationen Erwachsener vor und nach MELD-Einführung (mod. nach Weismuller TJ et al. Transpl Int 2009; 22: 970–978).

Diese Regelung ist nicht unproblematisch. Denn die durch die MELD-Scores selektierten Patienten weisen zwangsläufig ein hohes Maß an Morbidität auf, was jedoch die Überlebenswahrscheinlichkeit nach dem Eingriff zum Teil erheblich beeinträchtigen kann [3]. Dies ist ein relevanter Aspekt, da eine erhöhte Überlebenswahrscheinlichkeit nach der Transplantation den Bedarf an Retransplantationen reduzieren könnte. Wichtig ist auch, dass durch hohe MELD-Werte insbesondere Patienten selektioniert werden, die häufiger eine eingeschränkte Nierenfunktion haben (Serum-Kreatinin), was einen direkten Einfluss auf ein reduziertes Überleben nach Lebertransplantation hat.

„Standard Exception" als zusätzliches Allokationsinstrument

Es kommt hinzu, dass das MELD-System nicht eigens dazu entwickelt wurde, die Transplantationsbedürftigkeit von Patienten mit allen Arten einer chronischen Lebererkrankung vorherzusagen. Das System bildet diese somit nur unzureichend ab, was zur Definition der sogenannten „Standard Exception" (SE) als zusätzlichem Allokationssystem geführt hat [2]. Mittels der SE-Kategorien werden Erkrankungen erfasst und in ihrer Bedeutung gewichtet, bei denen eine Verschlechterung der MELD-Parameter nicht zu erwarten ist, die jedoch trotzdem eine besondere Dringlichkeit zur Lebertransplantation widerspiegeln. Dazu gehören z. B. Gallenwegserkrankungen wie die primär sklerosierende Cholangitis (PSC), die sekundär sklerosierende Cholangitis (SSC) und Gallenwegsinfektionen wie die biliäre Sepsis, aber auch das hepatozelluläre Karzinom (HCC).

Wird eine SE-Kategorie anerkannt, so ist nicht länger die durch das MELD-System berechnete Dringlichkeit maßgebend, die sich entsprechend dem aktuellem Gesundheitszustand des Patienten erhöhen, aber auch erniedrigen kann, sondern die Regelung über eine Warteliste mit zeitabhängigem Prioritätszuwachs. Im Jahre 2007 erfolgten dabei in Deutschland rund 30% der Lebertransplantationen nach Priorisierung über die SE-Kategorien. Dieser Anteil ist bis 2011 auf 50% gestiegen [1].

Die beiden Optionen der Allokation, also die MELD-basierte und SE-basierte Organzuteilung, beeinflussen sich gegenseitig: Steigt der SE-Anteil bei gleichbleibender Transplantationsfrequenz, so verstärkt das den Druck auf die nicht-SE- und damit MELD-basierte Allokation. Das erklärt die stetig steigenden MELD-Werte von (Nicht-SE-)Patienten auf der Warteliste zum Zeitpunkt der Organzuteilung.

Der Definition der SE-Kategorien sowie den Verfahren zur Betreuung von Leberpatienten und deren Aufnahme auf die Warteliste kommt somit hohe Bedeutung zu. Die aktuellen Entwicklungen und Diskussionen in der Transplantationsmedizin haben vor diesem Hintergrund zu einer Revision der Allokationskriterien durch die Ständige Kommission Organtransplantation (STAEKO) geführt, die im Transplantationsgesetz festgeschrieben ist. Demnach müssen die Entscheidungen zur Listung nunmehr durch eine interdisziplinäre Transplantationskonferenz nach dem 6(+2)-Augen-Prinzip vorgenommen werden [2].

Transplantationsindikationen bei Leberzirrhose

Die Indikation für eine Lebertransplantation besteht grundsätzlich bei jedem Patienten, der an einer unheilbaren, chronischen Lebererkrankung mit der akuten Gefahr eines kompletten Leberversagens leidet. Die Indikation gestellt wird hierzulande am häufigsten aufgrund einer alkoholbedingten Leberzirrhose, gefolgt vom hepatozellulären Karzinom (HCC) und der Leberzirrhose als Folge einer Virushepatitis.

In Erwägung zu ziehen ist die Option der Transplantation, sobald Komplikationen der Leberzirrhose auftreten wie ein Aszites, eine Hypalbuminämie unter 30 g/l oder eine hepatische Enzephalopathie. Auch im Falle einer fortschreitenden Muskeldystrophie, bei einer Knochendemineralisation, rezidivierender spontan bakterieller Peritonitiden, Episoden eines hepatorenalen Syndroms und einem therapierefraktären Pruritus ist die Transplantationsbedürftigkeit abzuklären.

Bei der Indikationsstellung ist auch das Alter der Patienten zu berücksichtigen. Die besten Überlebenschancen bestehen bei Patienten bis zum 65. Lebensjahr bei gering ausgeprägter Komorbidität. Eine relative Kontraindikation besteht bei Patienten über 65 Jahren, wobei allerdings Beeinträchtigungen des Outcomes nach einigen Studien bereits ab dem 50. Lebensjahr zu beobachten sind.

Im Deutschen Transplantationsgesetz ist ferner festgeschrieben worden, dass bei alkoholbedingter Leberzirrhose als Voraussetzung der Organtransplantation mindestens seit 6 Monaten Karenz gegeben ist, was kontrovers diskutiert werden kann. Es wird ferner darauf hingewiesen, dass nach dem Eingriff eine adäquate Compliance bestehen muss. Ist diese nicht zu erwarten, so ist das als Kontraindikation für die Organverpflanzung anzusehen. Sichergestellt sein muss außerdem die Möglichkeit einer sprachlichen Verständigung mit dem Patienten.

Die Indikationsstellung erfolgt in den meisten Transplantationszentren mittels schematischer Evaluationsalgorithmen, welche die genannten internistischen Erkrankungen evaluieren und im Rahmen einer multidisziplinären Transplantationskonferenz ein individuelles Risikoprofil für den Patienten erstellen und den Erfolg des geplanten Eingriffs abschätzen.

Bei Patienten mit einem MELD-Wert von 25 bis 30 erfolgt die Transplantation normalerweise innerhalb von Monaten. Der MELD-Wert muss während der Wartezeit in regelmäßigen Intervallen rezertifiziert und an Eurotransplant gemeldet werden. Je nach Verlauf kann sich dadurch die Priorität des Patienten für den Eingriff unabhängig von der Wartezeit erhöhen oder auch reduzieren. Im praktischen Alltag werden dadurch unter Umständen Patienten mit niedrigen MELD-Werten, die als „Transplantationskandidaten mit guten Erfolgsaussichten" einzustufen sind, nicht auf eine Warteliste aufgenommen.

Lebertransplantation bei alkoholischer Zirrhose

Mit 74 und 60% weisen vor allem Patienten mit alkoholbedingter Leberzirrhose ein gutes 5- und 10-Jahresüberleben auf. Die Indikationsstellung und Listung erfolgt nach den MELD-Kriterien, SE-Parameter spielen dabei primär keine Rolle.

Die alkoholische Leberzirrhose ist somit eine adäquate Transplantationsindikation, die in aller Regel in einer Lebensverlängerung und der Verbesserung der Lebensqualität mündet. Doch es bestehen Bedenken wegen der Suchterkrankung bei Alkoholismus, da Literaturangaben zufolge 11 bis 49% der Patienten nach der Organverpflanzung rückfällig werden [4,5]. Somit kann einerseits auch ohne eine Lebertransplantation die Pathophysiologie der Alkoholschädigung behoben werden, eine bei chronischen Lebererkrankungen seltene Möglichkeit, andererseits aber ist bekannt, dass ein potenzieller Rückfall zum Alkoholmissbrauch das Überleben nach der Lebertransplantation beeinträchtigt. In den meisten Programmen zur Lebertransplantation in Europa wie auch den USA wird deshalb eine absolute Alkoholkarenz über mindestens 6 Monate als Voraussetzung für den Eingriff gefordert. Diese Regelung wird jedoch kontrovers diskutiert. Die Diskussion findet vor dem Hintergrund eines kritischen Mangels an Spenderorganen und der gesellschaftlichen Wahrnehmung der Fairness bei einer oft emotional wahrgenommenen Indikation zur Lebertransplantation bei Alkoholkrankheit statt. Dabei ist dieser Punkt insbesondere geeignet, die Bereitschaft zur Organspende zu beeinflussen.

Lebertransplantation bei viraler Hepatitis

Etwas ungünstiger sind die Überlebenswahrscheinlichkeiten bei einer Lebertransplantation aufgrund einer Leberzirrhose als Folge einer Virushepatitis. Das 5-Jahres-Überleben der Patienten liegt bei 70%, das 10-Jahres-Überleben bei 56%. Die gegenüber der alkoholbedingten Leberzirrhose etwas niedrigeren Erfolgsraten sind wesentlich durch die Hepatitis C bedingt [3] und die Tatsache, dass die Erkrankung durch die Transplantation mit den aktuell verfügbaren antiviralen Strategien nicht definitiv geheilt werden kann. Bei den viralen Hepatitiden kommt das MELD-System zur Anwendung. Spezifische SE sind in dieser Indikationsgruppe nicht vorgesehen.

Lebertransplantation bei Tumorerkrankungen

Auch bei Tumorerkrankungen ist die Lebertransplantation als effektive Behandlungsmaßnahme etabliert. Die meisten Erfahrungen liegen zum HCC vor. So erhielten von 1988 bis 2007 in Europa 7524 Patienten mit HCC ein Spenderorgan. Das entspricht 83% der Transplantationen aufgrund eines hepatobiliären Karzinoms. Eine dauerhafte Remission ist am ehesten zu erwirken bei Patienten mit bis zu 3 Tumorherden unter 3 Zentimetern oder einem singulären Herd zwischen 2 und 5 Zentimetern (Mailand-Kriterien) [6].

Kontrovers diskutiert wird die Indikation einer Lebertransplantation beim cholangiozellulären Karzinom, wobei der Eingriff derzeit nur in Studien vorgesehen ist.

Lebertransplantation bei primär sklerosierender Cholangitis (PSC)

Da die primär sklerosierende Cholangitis (PSC) eine progressive Zerstörung großer intra- und extrahepatischer Gallenwege bedingt, ist bei den Patienten frühzeitig die Option einer Lebertransplantation zu erwägen. Naheliegen würde infolge des erhöhten Risikos für die Entwicklung eines Cholangiokarzinoms eine präemptive Lebertransplantation, allerdings ist bei der Risikoabwägung eine Übersterblichkeit infolge perioperativer und transplantationsspezifischer Komplikationen zu bedenken.

Die üblichen Kriterien zur Risikoeinschätzung bei chronischen Lebererkrankungen (Child-Pugh-Score und MELD) erfassen die Situation bei der PSC nur bedingt, da es häufig durch septische Cholangitiden zur akuten Verschlechterung und zur fatalen Dekompensation der Leber kommen kann. Daher ist die PSC seit 2008 als SE definiert mit aktueller Revision im Jahr 2012. Demnach greift die SE, wenn 2 der folgenden 3 Kriterien erfüllt sind:
- Auftreten von mindestens 2 spontanen, nicht durch Interventionen verursachten Sepsisepisoden innerhalb von 6 Monaten, die nicht antibiotisch oder interventionell zu beherrschen sind,
- Vorliegen einer dominanten Stenose im Cholangiogramm/MRC und
- eine Reduktion des Body-Mass-Index (BMI) um mehr als 10% innerhalb von 12 Monaten.

PSC-Patienten sollten daher frühzeitig in einem Zentrum der Transplantationsmedizin mitbetreut werden. Die 10-Jahres-Überlebensrate bei PSC nach Lebertransplantation beträgt rund 70%.

Lebertransplantation durch Komplikationen der Lebererkrankung

Auch Komplikationen einer manifesten Erkrankung des hepatobiliären Systems können zur Notwendigkeit einer Lebertransplantation führen. Dazu gehört eine biliäre Septikämie, eine Gallenwegsischämie, eine Gefäßthrombose, eine Gallengangsnekrose sowie diffuse Gallenwegsschäden wie das „vanishing bile duct"-Syndrom.

Ebenso kann das Auftreten eines hepatopulmonalen Syndroms eine Transplantionsindikation darstellen [7]. Es müssen folgende Voraussetzungen vorliegen:
- ein Sauerstoffpartialdruck unter 60 mmHg, sitzend unter Raumluft,
- keine weitere pulmonale Pathologie,
- Nachweis von intrapulmonalen Shunts bei Ausschluss intrakardialer Shunts durch Kontrastmittelsonografie,
- Nachweis einer Lebererkrankung.

Auch bei der portopulmonalen Hypertonie ist eine SE-Beantragung möglich, sofern folgende Kriterien gegeben sind:
- mittlerer Pulmonalarteriendruck mit oder ohne Therapie von 25–35 mmHg,
- pulmonaler Gefäßwiderstand ≥ 240 dyn/s,
- pulmonalkapillärer Wedge-Druck von ≤ 15 mmHg,
- Erhebung der Werte durch Rechtsherzkatheter und
- Nachweis einer Lebererkrankung.

Eine pulmonale Hypertonie ohne Lebererkrankung stellt dagegen eine Kontraindikation für die Lebertransplantation dar.

Seltene Indikationen zur Lebertransplantation

Von den vorgenannten Indikationen abgesehen gibt es einige seltene SE zur Lebertransplantation. Hierzu gehören die adulte polyzystische Degeneration der Leber (APDL), die primäre Hyperoxalurie Typ 1 (PH1), eine Mukoviszidose, die familiäre amyloidotische Polyneuropathie (FAP), Harnstoffzyklusdefekte und der Morbus Osler.

Außerdem kann bei persistierender Dysfunktion und einem „small for size"-Syndrom bei Indikation zur Retransplantation eine SE beantragt werden.

Fazit für die Praxis

Eine der wesentlichen Herausforderungen der Transplantationsmedizin besteht derzeit darin, robuste, objektive und transparente Verfahren nicht nur zur Indikationsstellung, sondern auch zur Organzuteilung einschließlich der Berücksichtigung der Erfolgsaussichten des Eingriffs zu entwickeln und zu implementieren. Denn die Spenderzahlen sind in Deutschland weiterhin rückläufig, die Widerspruchslösung ist politisch nicht mehrheitsfähig und die Spende nach Herzstillstand nicht zugelassen.

Das größte Potenzial, den Organmangel zu minimieren, bieten daher eine Verbesserung des Transplantatüberlebens und eine Verminderung der Rate an Retransplantationen. Dies setzt ein wissenschaftlich fundiertes, transparentes System der Listung nach Erfolgsaussicht voraus, die Transparenz der Transplantationsaktivitäten und deren unabhängige Evaluation. Wichtig ist ferner eine umfassende Öffentlichkeitsarbeit und die Rückgewinnung von Vertrauen in die Transplantationsmedizin.

Literatur

1. Eurotransplant Leiden. Im Internet: www.eltr.org
2. Bundesärztekammer. Richtlinien zur Organtransplantation gemäß §16 Transplantationsgesetz. Richtlinien für die Warteliste zur Lebertransplantation. Dtsch Arztebl 2006; 48: A3282–A3290
3. Weismuller TJ et al. Transpl Int 2011; 24: 91–99
4. Berlakovich GA et al. Transpl Int 2004; 17: 617–621
5. Navarro F et al. J Hepatol 2003; 38: 629–634
6. Mazzaferro V et al. N Engl J Med 1996; 334: 693–699
7. Hoeper MM et al. Lancet 2004; 363: 1461–1468

Sachverzeichnis

A

Acoustic Radiation Force Impulse 16
Antibiotika, nicht resorbierbare 52
Aszites 17
– Bakterien-DNA-Bestimmung 43
– Diagnostik 42 f
– refraktäre 44 f
– Therapie 44
– – diuretische 44
Aszitespunktion, Gerinnungswert-Grenzen 43
Autoimmunhepatitis 1, 32

B

Betablocker, nicht selektive 26
Biopsie 12 ff
– Technik, Sampling Error 13
n-Butyl-2-Cyanoacrylat-Injektion 39

C

Chemoembolisation, transarterielle 60 f
Child-Pugh-Score 22 f
– Kriterien 23
Cholangitis, primär sklerosierende 1
– Lebertransplantation 68
– Therapie 31 f

D

Dekompensation, hepatische 22

E

Elastografie 15 f
– Wertigkeit, diagnostische 16
Entzündungsreaktion, hepatische 11
Enzephalopathie, hepatische 2, 50 ff
– akute 51 f

– Diagnostik 50 f
– Management, akutes 51 f
– minimale 54 f
– Pathogenese 50
– Rezidivprävention 53
– Schweregrad 51
– Sekundärprophylaxe 53
– Therapie 51 f
– Therapieoption 55
Ernährung
– Aszites 44
– Leberzirrhose, kompensierte 26
Extrazellulärmatrix (EZM)
– Dysregulation 9
– Expression, gesteigerte 10
– bei Fibrosierung 8 f

F

Fettleber, Übergang Fettleberentzündung 2
Fettleberentzündung 2
Fibrose, hepatische s. Leberfibrose
FibroTest 14

G

Gastropathie, portal-hypertensive 40 f

H

Hämochromatose 1
Harnstoffzyklusdefekt 69
Hepatitis
– alkoholische 32 f
– autoimmune 13
– virale, Lebertransplantation 67 f
Hepatitis B 28 f
– Patientenüberwachung 29
– Therapie, antivirale 28 f
Hepatitis C 29 ff
– Entwicklung 29
– Patientenüberwachung 31
– Therapie, antivirale 29 f
Hyperoxalurie, primäre Typ 1 69
Hypertension, portale 2
– Differenzialdiagnose 17
– nicht zirrhotische 18 f
– – Histologie 19

Hypertonie, portale
– Diagnostik 36 f
– Umgehungskreislauf 38

I

Ischämie, renale 47

K

Karzinom, hepatozelluläres 2, 57 ff
– Ablation, lokale 60
– Chemoembolisation, transarterielle 60 f
– Diagnostik 58 f
– Endstadium 62 f
– Klassifikation 59
– Lebertransplantation 59 f
– Pathogenese 57 f
– Patientenüberwachung 57 f
– Prävention 57
– Radioembolisation 61
– Resektion 59
– Risikofaktor 57
– Stadium
– – fortgeschrittenes 61 f
– – frühes 59 f
– Target Therapy 61 f
– Therapie 59 ff
– Zwischenstadium 60 f

L

Laktulose 52
– Wirksamkeit/Verträglichkeit 53
Lebensstil 26
Leber
– Biopsie 12 ff
– Fibrosierung 7
Leberdegeneration, adulte polyzystische 69
Lebererkrankung, mit Komplikation 68 f
Leberfibrose 6 f
– Bildungsbasis 9
– Entwicklung, zelluläre 10
– Histologie 8 f
– Klassifizierung 12
– vs. Leberzirrhose 9 f
– Narbengewebe 8 f

- Pathophysiologie 7 f
- Schlüsselereignis 8
- Stadium 13
- Therapie, antifibrotische 10 f
- Verlauf 7 f, 10

Lebertransplantation 2 f
- Indikation 64
- – seltene 69
- Kontraindikation 65
- orthotope 59 f
- Überlebensrate 65 f

Leberzirrhose
- 1-Jahres-Komplikationsrisiko 21
- 1- und 2-Jahres-Überlebensrate 23
- alkoholische 32 f
- – Lebertransplantation 67
- Dekompensation 20 f
- Diagnostik 12 ff
- – bildgebende 14 f
- – nicht invasive 14
- Differenzialdiagnose 17 ff
- Entstehung 6
- Histologie 10
- Klassifizierung 12
- kompensierte 20 ff
- Komplikation 2
- – bei Erstdiagnose 20
- Laboruntersuchung 25 f
- Laborwert 14
- – Index zur Diagnose 15
- vs. Leberfibrose 9 f
- Mortalität, perioperative 23
- Mortalitätsrisiko 3
- Prognosefaktor 20 f
- Sonografie bei Erstdiagnose 24 f
- Stadium 22 ff
- Staging 24 f
- Steatohepatitis, alkoholische/nicht alkoholische, als Trigger 1
- Surveillance 24 f
- Therapie, prognoseverbessernde 26
- Transplantationsindikation 66 f
- Überleben 20 ff
- Überlebenswahrscheinlichkeit 23
- Überlebenszeit, stadiumabhängige 22
- Verlauf
- – klinischer 21
- – natürlicher 20 f

M

Matrix-Metallo-Proteinase 9

MELD-Regelung, Organzuteilung 65 f
MELD-Score 24
Minilaparoskopie 13
Morbus Osler 69
Morbus Wilson 1
- Leberzirrhose Child-Pugh A 14
Mukoviszidose 1
- Lebertransplantation 69

O

Organzuteilung, MELD-Regelung 65 f
Ösophagusvarizen 17

P

Peritonitis, spontan bakterielle 42 ff
- Diagnostik 43 f
- Therapie 45
- – Algorithmus 46
Pfortaderhochdruck s. Hypertonie, portale
Pfortaderthrombose 41
Polyneuropathie, familiäre amyloidotische 69
Prednison/Prednisolon 32

R

Radioembolisation 61
Ribavirin 30
Rifaximin
- Dauertherapie 54
- Fahrtüchtigkeit 55
- Sicherheit/Verträglichkeit 54
- Wirksamkeit 53 f
Risikovarizen 37

S

Schutzimpfung 27
Scoringsystem, histopathologisches 13
Serum-Aszites-Albumin-Gradient 43
Shunt, transjugulärer intrahepatischer portosystemischer (TIPS)
- Aszites 44 f
- Syndrom, hepatorenales 48
- Varizenblutung 39 f
Sofosbuvir 30

Sonografie, bei Erstdiagnose 24 f
Sorafenib 62
Splenomegalie 17
Standard-Exception-Kategorie 66
Steatohepatitis
- alkoholische 1
- nicht alkoholische 1 f
- Leberfibrose 6 f
Sternzellen, hepatische
- Aktivierung 8, 10
- Aktivierungs-/Proliferationshemmung 11
Strain-Elastografie 17
Supersonic-Shear-Wave-Elastografie 17
Syndrom, hepatorenales 42
- Diagnosekriterien, aktuelle 47 f
- Krankheitsform 48
- Pathogenese 47
- Prognose 48
- Therapie 48 f
- Überlebensrate nach TIPS 48

T

Thrombozytenzahl 14
Tissue Inhibitor of Metalloproteinase 9
Tripletherapie, interferonhaltige 30
Tumorerkrankung, Lebertransplantation 68

V

Varizen
- ektope 40 f
- gastroösophageale 37 ff
- rektale 40
- Screening 37 f
Varizenblutung
- akute
- – Behandlungsalgorithmus 40
- – Therapie 38 f
- Primärprophylaxe 37 f
- Sekundärprophylaxe 39 f
Vasopressin-Analoga 38

Z

Zirrhose, primär biliäre 1, 31 f